AF305949

NOUVELLE
METHODE
DE TIRER LA PIERRE
DE LA VESSIE.

Par M. FOUBERT.

M DCC XLIII.

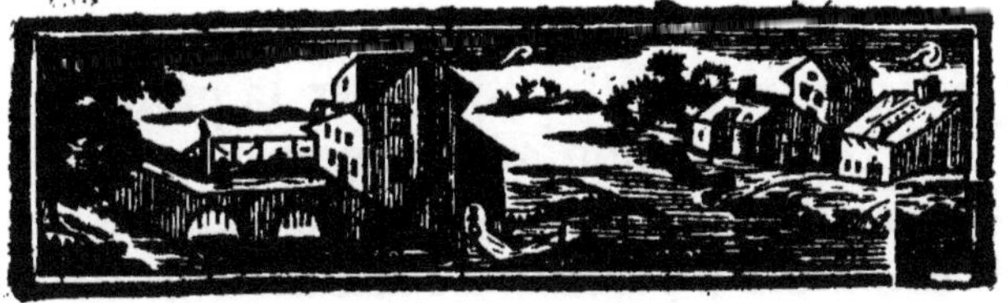

NOUVELLE METHODE

DE TIRER

LA PIERRE DE LA VESSIE.

Par M. FOUBERT.

’OPERATION de la taille se fait ou au corps de la vessie sans toucher à l’uretre ni au col ; ou à l’uretre & au col même de la vessie : celles qui se pratiquent au corps se font ou à la partie inférieure de la vessie, entre le col & l’uretre, ou à sa partie supérieure, c’est-à-dire, à son fond : c’est celle que nous pratiquons à la partie inférieure du corps de la vessie que nous nous proposons de décrire dans ce Mémoire ; mais nous parlerons d’abord des autres, afin de mieux faire connoître en quoi ces différentes opérations différent entr’elles.

Celle qui se pratique au fond de la vessie est connue sous le nom de haut Appareil. Pour la faire on remplit la vessie d’eau tiede, jusqu’à ce qu’elle fasse une tumeur au-dessus du pubis ; cette tumeur indique au Chirurgien l’endroit où il

A

peut ouvrir la veſſie pour tirer la pierre.

Cette opération ne ſe pratique que très-rarement pour pluſieurs raiſons : la premiere, parce que l'injection qu'on eſt obligé de faire pour remplir la veſſie eſt fort douloureuſe, & que les malades par leurs cris & la contraction du ventre font ſortir l'injection ;

La ſeconde, parce que dans cette opération l'ouverture n'eſt pas placée auſſi favorablement que dans les autres méthodes, pour procurer, quand la veſſie eſt malade, l'écoulement de la ſuppuration qui doit arriver ;

La troiſiéme, parce que l'urine, qui au lieu de ſortir par les voyes naturelles pendant le cours de la cure, prend la route de la playe, s'infiltre ſouvent dans le tiſſu cellulaire & produit des ſuppurations gangréneuſes ;

La quatriéme, parce que quand il y a pluſieurs petites pierres, ou une pierre extrêmement fragile qui s'écraſe en pluſieurs fragmens dans l'opération, il eſt très-difficile de tirer ces petites pierres ou ces fragmens, & l'urine ni les injections ne peuvent pas les entraîner ; il n'y a qu'un cas où il ſemble que cette opération puiſſe être de quelque reſſource, c'eſt lorſque la pierre eſt d'une telle groſſeur qu'on ne prévoit pas pouvoir la tirer par les autres méthodes.

On reproche à cette opération un cin-
quiéme inconvénient ; c'est que quand
les vessies sont malades, qu'elles se sont
resserrées & racornies, elles ne peuvent
pas recevoir une quantité de liqueur suffisante pour étendre cet organe autant
qu'il est nécessaire pour pratiquer l'opération : cet inconvénient est véritablement
fondé ; car je crois en effet qu'il n'est
pas possible que la vessie puisse prêter sur
le champ à l'effort d'une telle injection ;
cependant cet inconvénient n'est pas iné-
vitable, car j'ai remarqué qu'il n'y a
point de vessie qui ne prête peu à peu,
& qui ne s'étende autant qu'on le peut
souhaiter en prenant les précautions que
nous exposerons dans la suite.

Les opérations qui se pratiquent à l'u-
retre & au col de la vessie, se font dans
l'endroit le plus étroit de l'espace compris dans l'angle que forment les os pubis, & elles ne peuvent comme on le
sçait, ouvrir aux pierres un peu grosses
un passage suffisant ; il est nécessaire que
la pierre elle-même & les instrumens qui
servent à la tirer, dilatent ou aggrandis-
sent l'ouverture en déchirant ces parties:
cependant c'est à ce genre d'opération
que presque tous les Chirurgiens se sont
fixés.

Avant qu'on eut découvert le grand

appareil , on ne pratiquóit que le petit appareil ; cette opération a ſes avantages comme nous le remarquerons , mais elle ne peut être pratiquée que ſur les enfans , ou lorſque la pierre eſt engagée dans l'uretre ou dans le col de la veſſie.

CELSE eſt le premier Auteur qui nous ait donné une deſcription exacte de cette opération ; nous allons la rapporter ici , afin qu'on connoiſſe préciſément en quoi conſiſte cette ancienne méthode.

Un homme robuſte & entendu , dit cet Auteur (*a*) s'aſſied ſur un ſiege élevé , & ayant couché l'enfant ſur le dos , lui met d'abord ſes cuiſſes ſur les genoux , enſuite lui ayant plié les jambes, il les lui fait écarter avec ſoin, lui place les mains ſur ſes jarrets , les lui fait étendre de toutes ſes forces, & en même-tems les aſſujettit lui-mê-

Homo prævalens & peritus in ſedili alto conſidit, ſupinumque eum & averſum, ſuper genua ſua coxis ejus collocatis comprehendit ; reductiſque ejus cruribus , ipſum quoque jubet , manibus ad ſuos poplites datis, eos, quam maxime poſſit , attrahere ; ſimulque ipſe ſic eos continet. Quod ſi robuſtius

(*a*) Lib. 7. cap. 26.

me en cette situation; si néanmoins le malade est trop vigoureux pour être contenu par une seule personne, deux hommes robustes s'asseyent sur deux sieges joints ensemble, & tellement attachés qu'ils ne puissent s'écarter : alors le malade est situé de la même maniere que je viens de le dire sur les genoux de ces deux hommes, dont l'un lui écarte la jambe gauche, & l'autre la droite, selon qu'ils sont placés, tandis que lui-même embrasse fortement ses jarrets.

Mais soit qu'il n'y ait qu'un homme qui tienne le malade, ou que deux fassent cette même fonction, les épaules du malade sont soutenues par leur poitrine, ce qui

corpus ejus est qui curatur, duobus sedilibus junctis, duo valentes insident ; quorum & sedilia & interiora crura inter se deligantur, ne diduci possint. Tum is super duorum genua eodem modo collocatur ; atque alter, pro ut consedit, sinistrum crus ejus, alter dextrum, simulque ipse poplites suos attrahit.

Sive autem unus, sive duo continent, super humeros ejus suis pectoribus incumbunt. Ex quibus evenit, ut inter ilia sinus super pu-

fait que la partie d'entre les iles qui eſt au-deſſus du pubis, eſt rendue ſans aucunes rides, & que la veſſie occupant pourlors un moindre eſpace, on peut ſaiſir la pierre avec plus de facilité; de plus on place encore à droite & à gauche deux hommes vigoureux, qui ſoutiennent & empêchent de chanceler celui ou ceux qui tiennent l'enfant. Enſuite l'Opérateur de qui les ongles ſont bien coupés, introduit dans l'anus du malade le plus doucement qu'il lui eſt poſſible, l'index & le doigt du milieu de la main gauche après les avoir trempé dans l'huile, tandis qu'il applique légérement les doigts de la main droite ſur la région

bem ſine ullis rugis ſit extentus, & in anguſtum compulſa veſica, facilius calculus capi poſſit. Præter hæc etiamnum à lateribus duo valentes objiciuntur, qui circumſtantes, labare vel unum vel duos, qui puerum continent, non ſinunt. Medicus deinde, diligenter unguibus circumciſis, ſiniſtra manus duos digitos, indicem & medium, leniter prius unctos oleo, ſimul in anum ejus demittit, dextræque digitos ſuper imum abdomen leniter imponit, ne, ſi utrinque digiti circa calculum vehementer concurrerint, veſicam lædat. Neque vero

hypogaſtrique , de peur que les doigts venant à heurter violemment la pierre, la veſſie ne ſe trouvât bleſſée. Mais il ne ſ'agit pas ici, comme dans la plûpart des autres opérations, de travailler avec promptitude, il faut principalement s'attacher à opéter avec ſûreté ; car lorſque la veſſie eſt une fois bleſſée, il s'enſuit ſouvent des tiraillemens & diſtentions des nerfs qui mettent le malade en danger de mort. D'abord il faut chercher la pierre vers le col de la veſſie ; & lorſqu'elle s'y trouve , l'opération en eſt moins laborieuſe ; c'eſt ce qui m'a fait dire qu'il ne falloit en venir à l'opération que lorſqu'on eſt aſſûré par

feſtinanter in hac re, ut in pleriſque, agendum eſt ; ſed ita ut quam maxime id tuto fiat ; nam læſa veſica nervorum diſtintiones cum periculo mortis excitat. Ac primum circa cervicem quæritur calculus , ubi repertus, minore negotio expellitur. Et ideo dixi, ne curandum quidem, niſi cum hoc indiciis ſuis cognitum eſt. Si vero aut ibi non fuit , aut receſſit retro , digiti ad ultimam veſicam dantur ; paulatimque dextra quoque manus ejus ultra tranſlata ſubſequitur. Atque ubi repertus eſt calculus (qui neceſſe eſt in manus incidat) eo curio-

des signes certains que la pierre est ainsi placée; mais si la pierre ne se trouve pas vers le col de la vessie ou qu'elle soit placée plus avant, il faut d'un côté pousser les doigts de la main gauche jusqu'au fond de la vessie, tandis que la main droite continue d'appuyer sur l'hypogastre jusqu'à ce que la pierre y soit parvenue. La pierre une fois trouvée; ce qui ne peut manquer d'arriver en suivant la méthode prescrite, il faut la faire descendre avec d'autant plus de précautions, qu'elle est plus ou moins petite, ou plus ou moins polie, de peur qu'elle n'échappe, & qu'on ne soit obligé de trop fatiguer la vessie; c'est pourquoi la main

sius deducitur, quo minor læviorque est ; ne effugiat, id est ne sæpius agitanda vesica sit. Ergo ultra calculum dextra semper manus ei se opponit ; sinistra eum compellit deorsum digitis, donec ad cervicem pervenitur ; in quam, si oblongus est, sic compellendus est, ut ne pronus exeat : si planus, sic, ut transversus sit : si quadratus, ut duobus angulis sedeat : si altera parte plenior, sic, ut prius ea, qua tenuior sit, evadat. In rotundo nihil interesse, ex ipsa figura patet ; nisi si levior altera parte est, ut ea antecedat.

droite pofée au-delà de la pierre, s'op-
pofe toujours à fon retour en arriere,
pendant que les deux doigts de la main
gauche la pouffent en bas jufqu'à ce
qu'elle foit arrivée au col de la veffie,
vers lequel fi la pierre eft de figure ob-
longue, elle doit être pouffée de façon
qu'elle ne forte point par l'une de ces
extrêmités; fi elle eft platte, de maniere
qu'elle forte tranfverfalement; la quar-
rée doit être placée fur deux de fes an-
gles, & celle qui eft plus groffe par un
de fes bouts, doit fortir par celle de fes
extrêmités qui eft la moins confidérable; à l'égard de la pierre de figure
ronde, on fçait qu'il importe peu de
quelle maniere elle fe préfente; fi néanmoins elle fe trouvoit plus polie par une
de fes parties, cette partie la plus liffe
doit paffer la premiere.

Lorfque la pierre eft une fois defcendue au col de la veffie, il faut faire à la peau vers l'anus, une inci-fion en forme de croiffant qui pénétre jufqu'au col de la vef-fie, & dont les extrê-mités regardent un peu la cuiffe; enfuite

Cum jam eo ve-nit, ut fuper vefi-cæ cervicem fit, juxta anum incidi cutis plaga lunata ufque ad cervicem vecicæ debet, cor-nibus ad coxas fpectantibus pau-lulum : deinde ca parte, qna ftric-

il faut encore faire dans la partie la plus étroite de cette premiere ouverture, & sous la peau, une seconde incision transversale qui ouvre le col de la vessie, jusqu'à ce que le conduit de l'urine soit assez dilaté, pour que la grandeur de la playe surpasse celle de la pierre. Car ceux qui par la crainte de la fistule que les Grecs appellent οὐρομυάδα, ne font qu'une petite ouverture, tombent & même avec plus de danger, dans l'inconvénient qu'ils prétendent éviter, parce que la pierre venant à être tirée avec violence, elle se fait elle-même le chemin qu'on ne lui a pas fait suffisant, & il y a même d'autant plus à craindre suivant la figure

tior ima plaga est, etiamnum sub-cute, altera transversa plaga facienda est, qua cervix aperiatur ; donec urinæ iter pateat sic, ut plaga polo major quam calculus sit. Nam qui metu fistulæ, (quam illo loto οὐρομυάδα *Græci vocant) parum patefaciunt cum majore periculo eodem revolvuntur : quia calculus iter, cum vi promitur, facit nisi accipit, idque etiam perniciosius est, si figura quoque calculi, vel aspritudo aliquid eo contulit. Ex quo & sanguinis profusio, & distentio nervorum fieri potest. Quæ si quis evasit, multo tamen po-*

& les aſperités de la pierre : de là peuvent naître en effet des hémorragies & des tiraillemens & divulſions dans les nerfs ; & ſi le malade eſt aſſez heureux pour échapper à la mort, il lui reſte une fiſtule qui eſt beaucoup plus conſidérable par le déchirement du col, qu'elle ne l'auroit été ſi on y avoit fait une inciſion ſuffiſante.

L'ouverture une fois faite, on découvre la pierre, dont le corps & la figure ſont ſouvent très différens ; c'eſt pourquoi ſi elle eſt petite, on la pouſſe d'un côté avec les doigts, tandis qu'on la tire de l'autre. Mais ſi elle ſe trouve d'un volume conſidérable, il faut introduire par-deſſus la partie ſupérieure un crochet fait exprès pour cela ; ce crochet eſt mince en ſon extrêmité & figuré en eſpece de demi-

tentiorem fiſtulam habiturus eſt rupta cervice, quam habuiſſet, inciſa.

Cum via patefacta eſt, in conſpectum calculus venit, in cujus corpore multum diſcrimen eſt. Ideo ſi exiguus eſt, digitis ab altera parte propelli, ab altera protrahi poteſt. Si major, injiciendus à ſuperiore ei parte uncus eſt, ejus rei cauſa factus. Is eſt ad extremum tenuis, in ſemi-circuli ſpeciem retuſæ latitudinis ; ab exteriori parte læ-

cercle , applati & mouffe, poli du côté qui touche les parois de la playe , & inégal de celui qui faifit la pierre. Cet inftrument doit être plus long que plus court ; car avec un crochet court on n'auroit pas la même force pour tirer la pierre dès qu'on l'a introduite, il faut l'incliner à droite & à gauche pour mieux faifir la pierre, & s'en rendre le maître , parce que dans le même inftant qu'on l'a bien faifie , on panche auffi-tôt le crochet : il eft néceffaire de prendre toutes ces précautions , de peur qu'en voulant retirer le crochet , la pierre ne s'échappe au dedans , & que

vis , qua corpori jungitur , ab interiori afper , qua calculum attingit. Ifque longior potius effe debet , nam brevior extrahendi vim non habet. Ubi injectus eft , in utrumque latus inclinandus eft , ut appareat calculus , & teneatur ; quia fi apprehenfus eft ille fimul inclinatur. Idque eo nomine opus eft , ne , cum adduci uncus cœperit , calculus intus effugiat ; hic in oram vulneris incidat , eamque convulneret , in quare quod periculum effet , jam fupra pofui.

l'inftrument ne heurte contre les lévres de la playe , ce qui feroit caufe des inconvéniens dont j'ai déja parlé.

Quand on est sûr qu'on tient suffisamment la pierre, il faut faire presque en même-tems trois mouvemens, deux sur les côtés & un en devant, mais le faire doucement, de façon que la pierre soit d'abord amenée peu à-peu en devant ; ensuite il faut élever l'extrêmité du crochet, afin que l'instrument soit plus engagé sous la pierre, & la fasse sortir avec plus de facilité ; que s'il arrive qu'on ne puisse pas saisir commodément la pierre par sa partie supérieure, on la prendra par la partie latérale, si on y trouve plus de facilité ; voilà la maniere la plus simple de faire l'opération.

Celse dit plus loin, que Meges

Ubi satis teneri calculum patet, eodem pœne momento triplex motus adhibendus est : in utrumque latus, deinde extra, sic tamen, ut leniter id fiat, paululumque primo calculus attrahatur : quo facto, attollendus uneus extremus est, uti intus magis maneat, faciliusque illum producat. Quod si aliquando à superiore parte calculus parum commode comprehenditur, à latere erit apprehendendus. Hæc est simplicissima curatio.

MEGES … ferramentum fecit

imagina un instrument droit, dont le dos étoit large, le tranchant demi circulaire & bien affilé ; il le prenoit entre l'index & le doigt du milieu, en mettant le pouce pardessus, & le conduisoit de façon qu'il coupoit d'un seul coup tout ce qui faisoit saillie sur la pierre.

rectum, in summâ parte labrosum , in ima semi circulatum acutumque. Id receptum inter duos digitos indicem ac medium super pollice imposito sic deprimebat , ut simul cum carne , si quid ex calculo prominebat , incideret.

Nous rapportons cette opération à celles qui se font à l'uretre & au col de la vessie , parce que tous ceux qui l'ont examinée, ont observé (*) qu'elle attaque effectivement ces parties , & qu'elle ne peut être pratiquée sur de grands sujets , lorsque la pierre n'est pas engagée dans le col de la vessie (**).

(*) Voyez MINGLOUSEAUX sur la Chirurgie de GUY DE CHAUL. tom. 2. pag. 739. & suiv. DRELINCOURT, Legende du Gascon. M. MERY sur les opérations du petit & du grand Appareil, par F. JACQUES.

(**) Quelques Auteurs Anglois ont fort relevé la description que donne ALBUCASIS de sa maniere de tailler. (*a*) Ils la comparent à celle de M. RAW ; c'est pourquoi nous allons rapporter ici le texte de cet Auteur , afin que l'on voye que sa méthode au fond n'est pas différente de celle de CELSE , qui l'a beau-

(*a*) Chirurg. part. 2. cap. 60.

Le grand appareil qui peut convenir
dans presque tous les cas, fut unique-

coup mieux décrite qu'A L B U C A S I S ; comme on
pourra le remarquer en comparant ces deux Auteurs. « Cum ergo pervenimus ad curationem,
» oportet imprimis ut mundificemus infirmum cum
» clisteri quod extrahat totum stercus quod est in
» intestinis suis : ipsum enim quandoque prohibet
» inventionem lapidis apud inquisitionem. Deinde
» accipiatur infirmus cum pedibus suis, & concu-
» tiatur, & moveatur ad inferiora ; ut descendat
» lapis ad profundum vesicæ, aut saliat de loco alto
» aliquoties. Deinde fac eum sedere inter manus
» tuas præparatum, & manus ejus sint sub coxis
» ipsius, ut fiat vesica tota declivis ad inferiora.
» Deinde perquire eum & tange eum extrinsecus.
» Si ergo sentis lapidem in spatio, tunc propera
» statim cum sectione super ipsum. Quod si non
» cadat sub tactu tuo omnino, tunc oportet ut ab-
» stergas digitum indicem cum oleo manus sinistræ,
» si infirmus est puer ; aut digitum medium, si est
» Juvenis completus : & intromittas ipsum in anum
» suum, & perquire de lapide, donec stat sub di-
» gito tuo, & converte eum paulatim ad collum
» vesicæ. Deinde preme super ipsum cum digito tuo,
» & impelle ipsum ad exteriora adversus locum cu-
» jus sectionem vis : & præcipe ministro ut premat
» vesicam manu sua, & præcipe alii ministro, ut
» extendat testiculos manu sua dextra ad superiora,
» & alia manu sua, ut removeat cutem quæ est sub
» testiculis in parte à loco in quo est sectio. Deinde
» intromitte spatumile incidens cujus forma hæc
» est ; & finde in eo quod est inter anum & testicu-
» los, & non in medio, ad latus natis sinistræ, &
» sit sectio super ipsum lapidem, & digitus tuus sit
» in ano, & fiat sectio transversa, ut sit sectio ex-
» terius ampla, & interius stricta secundum quan-
» titatem quod sit possibile egressio lapidis ex ea
» non major ; fortasse enim comprimit digitus qui
» est in ano lapidem apud sectionem, & egreditur
» absque difficultate. Et scias quod ex lapide est cui
» sunt anguli & margines, quare sit difficilis exitus
» ejus propter illud ; & ex eo est lenis, similis glan-
» dulæ, & rotundus, & fit facilis egressus ejus Ei

ment adopté ; les Chirurgiens attentifs aux défauts de cette opération, qui d'a-

» ergo cui funt anguli & margines, adde in fiffura.
» Quod fi non egreditur ita, tunc oportet ut inge-
» niesfuper ipfum : aut ftringas fuper eum cum gefti
» decenter, cujus extremitas fit ficut luna quæ ftrin-
» gat fuper lapidem, & non evadat ab ea, aut ut
» intromitas fub eo inftrumentum fubtile, curvatæ
» extremitatis. Si autem non potes fuper eum,
» tunc amplifica foramen parumper. Quod fi vincit
» te aliquid ex fanguine, abfcinde ipfum cum ZEGI,
» Si vero lapis eft plufquam unus, tunc impelle in-
» primis magnum ad os veficæ ; deinde incide fuper
» ipfum. Poftea impelle parvum poft illud, & fi-
» militer fac fi funt plures duobus. Quod fi magnus
» eft valde, tunc ignorantia eft ut feces fuper ipfum
» fectione magna : quoniam accidit infirmo una
» duarum rerum, aut ut moriatur, aut accidit ei
» diftilatio urinæ affidua ; propterea quia non con-
» folidatus locus omnino. Verum adminiftra ex-
» pulfionem ejus, donec egrediatur, aut ingenia in
» fractura ejus cum forficibus, donec extrahas eum
» fruftatim.

Ce qu'il y a de plus remarquable dans ALBU-CASIS, c'eft qu'il propofe la même méthode pour les femmes ; (a) mais cet Auteur en parle plûtôt en Hiftorien qu'en Praticien, qui a fait cette opération :

» Parum generatur lapis in mulieribus. Si au-
» tem accidat alicui earum lapis, tunc difficilis eft
» curatio, & prohibetur propter modos multos.
» Unus eorum eft quod mulier fortaffe eft virgo ;
» & fecundus eft quia tu non invenis mulierem
» quæ detegat fe ipfam medico, quando eft cafta,
» aut ex habentibus maritos. Tertius eft quia tu
» non invenis mulierem bene fcientem hanc ar-
» tem, præcipue operationem cum manu. Et quar-
» tus eft longinquitas à loco lapidis ; quare indi-
» get fectione profunda, & in illo eft timor. Quod
» fi neceffitas provocat ad illud, tunc oportet ut
» accipias mulierem medicam bene fcientem, &
» parum invenitur. Si vero privaris ea, tunc quære
» medicum caftum, fubtilem, & præfenta mu-
» lierem obftetricem bene doctam in re mulie-

(a) Idem cap. 61.

bord n'ouvrit que l'uretre , ce qui exi-
geoit un très-grand déchirement au col

» rum , aut mulierem quæ in hac arte innuit par-
» tem artis fac ergo eam præſentem & præcipe ei ,
» ut faciat totum quod præcipis ei ex inquiſitione
» ſuper lapidem. In primis quod eſt ut aſpiciat, ſi
» mulier eſt virgo, tunc oportet ut intromittat di-
» gitum in anum ejus , & quærat lapidem: ſi ergo
» invenit ipſum, coarctet eum ſub digito ſuo, &
» tunc præcipe oſtetrici , ut intromittat digitum ſuũ
» in vulvam infirmæ, & inquirat ſuper lapidem ,
» poſtquam ponit manum ſuam ſiniſtram ſuper ve-
» ſicam, & comprimit eam compreſſione bona. Si
» ergo invenit lapidem , tunc oportet ut gradatim
» moveat eum ab orificio veſicæ ad inferiora cum
» ſumma virtutis ſuæ , donec perveniat cum eo ad
» radicem coxæ. Deinde ſecet ſuper eum apud op-
» poſitionem medietatis vulvæ apud radicem coxæ,
» ex quacumque parte præparatur ei , & ſentit la-
» pidem in illa parte,& digitus ejus non removeatur
» a lapide, coarctans ſub eo, & ſit ſectio parva im-
» primis. Deinde intromittat radium ſuper illam
» ſectionem. Si ergo ſentit lapidem , tunc addat in
» ſectionem ſecundum quantitatem proportiona-
» tam quod lapis egreditur ab ea. Et ſcias quod ſpe-
» cies lapidis ſunt multæ. Ex his enim parvus eſt &
» magnus , lenis , aſperque , longus & rotundus ha-
» bens ramos. Scias ergo ſpecies ejus , ut ſignifice-
» tur tibi per hoc ſuper illud quod vis. Si ergo vin-
» cit te ſanguis, tunc adde in loco ZEGI tritum ,
» & tene ipſum hora una , donec abſcindatur ſan-
» guis. Deinde redi ad operationem tuam, donec
» egrediatur lapis ; & fac ut præpares tecum ex in-
» ſtrumentis quæ dixi in extractione lapidis in vi-
» ris , ut adjuveris per ea in operatione tua. Quod
» ſi vincit te fluxus ſanguinis, & ſcis quod expulſio
» ſanguinis eſt ex arteria quæ inciſa eſt , tunc bone
» pulverem ſuper locum , & ſtringe eum pulvillis
» ſtrictura decenti ; & non mutes illud , & dimitte
» lapidem, & non extrahas ipſum , fortaſſe enim
» morietur mulier infirma : deinde cura vulnus.
» Cum ergo ſedatur acuitas ſanguinis poſt dies , &
» putreſit locus, tunc redi ac operationem tuam do-
» nec egrediatur lapis.

B

de la veſſie, ont tâché en différens tems de la perfectionner, en étendant davantage l'ouverture vers le corps de la veſſie; les uns ont imaginé une coupe, à laquelle on a donné le nom de Coup de Maître : elle conſiſte à étendre, après qu'on a ouvert l'uretre, l'inciſion à la faveur de la cannelure de la ſonde juſqu'au corps de la veſſie.

Les autres en portant le manche de la ſonde ſur l'aîne oppoſée au côté où l'on doit opérer, font une coupe plus oblique & plus inférieure que celle du grand appareil ordinaire, c'eſt à cauſe de cette obliquité que les Modernes ont donné le nom d'appareil lateral à cette méthode, qui a été pratiquée & confondue par quelques Anciens ſous celui de grand Appareil : on commence dans cette opération à ouvrir l'uretre à l'endroit du bulbe, du moins c'eſt la pratique d'aujourd'hui, & on continue l'inciſion juſqu'au corps de la veſſie.

Il paroît que depuis Couillard juſqu'au tems de Frere Jacques, perſonne, ſi je ne me trompe, n'a parlé de cette maniere de faire le grand Appareil; mais il faut encore remarquer que Frere Jacques differoit de ceux qui l'ont pratiquée avant lui, en ce qu'il ne parcouroit pas une partie de l'uretre, & qu'il portoit directement la pointe du lithotome vers le col de la veſſie, & en ce qu'il ſe ſervoit d'une ſonde ſans cannelure ; ainſi n'étant pas conduit ſurement par cette ſonde, il n'eſt pas étonnant qu'il fût ſujet dans ſon inciſion, à tomber dans des écarts auſſi grands & auſſi périlleux que ceux que M. MERY a remarqués dans l'ouverture des cadavres de ceux que ce Moine avoit taillés.

Mais pour donner au Lecteur un détail exact des parties que cet Opérateur cou-poit, nous rapporterons les obſervations mêmes de M. MERY, & on verra que l'opération conſiſtoit, comme dans le grand Appareil avec le Coup de Maître, ou comme dans l'appareil latéral, à cou-per entiérement le col & même un peu du corps de la veſſie.

Ces méthodes qui tendent à procurer une ouverture plus grande, diminuent ſans doute beaucoup plus les inconvé-niens, parce qu'elles facilitent l'intro-duction des inſtrumens, & qu'elles épar-gnent une partie du déchirement que fe-roit la pierre, ſi l'ouverture étoit moins étendue.

Cependant il eſt toujours vrai qu'el-les n'empêchent pas que les pierres un peu groſſes ne faſſent une dilacération fort conſidérable, & qu'elles ne remédient point à d'autres inconvéniens qui dépendent du lieu où l'on opére, qui eſt trop ſerré par l'angle que forment les os pubis, ce qui rend l'extraction de la pierre fort difficile, & occaſionne des contuſions qui ont ſouvent des ſuites fâcheuſes. D'ailleurs on ne peut éviter de couper ou de déchirer diverſes parties organiques qui accompagnent le col de la veſſie, comme un des muſcles accélérateurs, le verumontanum, la proſtate, le col même de la veſſie, & le conduit de l'urine. Le déchirement, ou la ſection de ces parties, qui de plus ſont meurtries par la pierre, peuvent avoir beaucoup de part aux accidens qui arrivent à la ſuite de l'opération, & ſur-tout aux incontinences d'urine, & aux fiſtules incurables qui reſtent après ces opérations.

Voici les obſervations de M. MERY, ſur l'opération de F. Jacques (*a*) : » Le » ſeptiéme jour de Décembre 1697. je » reçus un ordre de la part de M. le Pre- » mier Préſident de me rendre à l'Hôtel- » Dieu, pour être préſent à une épreu- » ve, c'eſt-à-dire, à l'extraction d'une » pierre que l'on avoit miſe dans la veſſie »d'un cadavre : cette extraction devoit » être faite par Frere Jacques. Pour tirer » cette pierre, voici comme il s'y prit :

(*a*) Obſervation de M. MERY, pag. 17.

» Ayant introduit dans la veſſie une
» ſonde ſolide exactement ronde, ſans
» rainure, & d'une figure différente de
» celles des ſondes dont ſe ſervent ceux
» qui taillent ſuivant l'ancienne métho-
» de, il prit un biſtouri ſemblable à ceux
» dont on ſe ſert ordinairement, mais
» plus long, avec lequel il fit une inci-
» ſion au côté gauche & interne de la tu-
» beroſité de l'os iſchium; & coupant
» obliquement de bas en haut, en pro-
» fondant il trancha tout ce qui ſe trou-
» va de parties depuis la tubéroſité de
» l'iſchium juſqu'à ſa ſonde qu'il ne reti-
» ra point. Son inciſion étant faite, il
» pouſſa ſon doigt par la playe dans la
» veſſie pour reconnoître la pierre, &
» après avoir remarqué ſa ſituation, il
» introduiſit dans la veſſie un inſtru-
» ment (qui avoit à peu près la figure
» d'un fer à polir de Relieur) pour dila-
» ter la playe & rendre par ce moyen la
» ſortie de la pierre plus facile. Sur ce di-
» latatoire qu'il appelloit ſon conduc-
» teur, il pouſſa une tenette dans la veſſie,
» & retira auſſi-tôt ce conducteur; & après
» avoir cherché & chargé la pierre, il
» retira ſa ſonde de l'uretre, & enſuite
» ſa tenette avec la pierre de la veſſie
» par la playe, ce qu'il fit avec beau-
» coup de facilité, quoique la pierre fût

» à peu près de la groſſeur d'un œuf de
» poule.

„ Cette opération étant faite , jé diſ-
» ſéquai en préſence de Meſſieurs les
» Médecins & Chirurgiens de l'Hôtel-
» Dieu , les parties qui avoient été cou-
» pées. Par la diſſection que j'en fis , &
» en les comparant avec les mêmes par-
» ties oppoſées que je diſſéquai auſſi ,
» nous remarquâmes que Frere Jacques
» avoit coupé d'abord des graiſſes envi-
» ron un pouce & demi d'épaiſſeur ; qu'il
» avoit enſuite conduit ſon ſcalpel entre
» le muſcle erecteur & accelerateur gau-
» che , ſans les bleſſer , & qu'il avoit
» enfin coupé le col de la veſſie dans tou-
» te ſa longueur par le côté , & environ
» demi pouce du corps même de la veſſie.

Le troiſiéme genre d'opérations qui
ſe pratiquent pour tirer la pierre de la
veſſie , renferme , comme nous l'avons
dit , celles qui ouvrent cet organe dans
ſon corps entre le col & l'uretre. Nous
rangerons ſous ce genre l'opération de
M Raw qui ſe fait avec la ſonde , & celle que je pratique avec le Trocart.

Nous rapportons ici la méthode de
M. Raw , parce qu'on conjecture que
ce Chirurg en ouvroit le corps de la veſſie : cependant nous n'en avons d'autres

preuves qu'un succès extraordinaire ,
qui prouve que ce Chirurgien avoit une
manier d'operer différente de celle qu'on
avoit pratiquée avant lui. M. RAW, qui
s'étoit fort récrié contre l'appareil latéral de Frere Jacques , inventa une méthode qu'il n'a pas communiquée lui-
même ; nous n'en avons d'autre description que celle que M. ALBINUS nous
a donné , où il dit que M. RAW évitoit
l'uretré & le col de la vessie , & qu'il ouvroit la vessie même dans son corps,à côté
& près de son col,vers sa partie inférieure
& postérieure.Je fus si frappé des avantages de cette opération , que je résolus de
m'attacher à cette méthode , & de la
préférer à toutes les autres ; mais je fus
surpris lorsque je la tentai sur le Cadavre , de ce qu'il m'étoit impossible d'éviter d'ouvrir le col de la vessie , parce que
la sonde , de quelque maniere que je pus
la placer pour porter l'incision plus loin ,
me conduisoit toujours au col de la vessie. Tous les Chirurgiens qui ont fait la
même tentative avec la sonde , n'ont pû,
non plus que moi parvenir à couper le
corps de la vessie simplement , d'où l'on
a jugé que M. ALBINUS n'a pas bien
compris la méthode de M. RAW ; car il
ne paroit pas possible que ce Chirurgien
conduit par la sonde , ait pû éviter de

faire du moins son incision en partie au col de la vessie ; ce qui est conforme à ce que M. RAW a dit lui-même plusieurs fois lorsqu'on l'interrogeoit sur les parties qu'il coupoit dans son opération : lisez CELSE, c'est tout ce qu'il répondoit. Or nous avons vû dans la description que CELSE donne de l'opération de la Taille, qu'on ouvroit le col de la vessie (a).

Cependant je suis assez porté à croire par les bons succès de la Méthode de M. RAW, que ce Chirurgien ouvroit le corps de la vessie, plus qu'on ne fait dans les Méthodes de tailler latéralement qu'on pratique aujourd'hui ; mais on est presque assuré par toutes les tentatives qu'on a faites, & par son aveu, qu'il

(a) Quoique nous disions que M. RAW ait comparé sa méthode à celle qui est décrite par CELSE, nous n'avons point envie de confondre ridiculement ces deux méthodes ; car tous les petits appareils, soit de CELSE, soit de PAUL ÉGINETTE, soit D'ALBUCASIS, &c. c'est-à-dire toutes les manieres de tailler, qni se font sur la pierre poussée par le doigt introduit dans l'anus ou dans le vagin, ne peuvent se pratiquer que sur les enfans, & tout au plus sur les femmes, si on en veut croire quelques-uns, au lieu que le grand Appareil convient à toutes sortes d'âges, & que cette maniere d'opérer par la sonde n'est pas à beaucoup près si ancienne, que celle dont on vient de parler ; il est vrai que lorsqu'on pratique le grand Appareil latéralement ou avec le coup de Maître, on ouvre la vessie à peu près dans le même endroit que dans le petit Appareil : mais cette raison suffit-elle pour confondre des op érations si différentes ?

ouvroit auſſi cet organe dans ſon col.

Les réflexions que j'avois faites ſur la Méthode de M. Raw, tel qu'elle eſt décrite par Albinus, me firent entrevoir que la perfection de l'opération de la Taille conſiſtoit à ne point intéreſſer le col de la veſſie ni l'uretre, & à procurer à la pierre une ſortie par l'endroit le plus large de l'angle (A B C) que forment les os pubis ; il me parut que le lieu le plus favorable pour entrer dans la veſſie étoit à côté de ſon col (A) & au-deſſus de l'uretere (B) en ouvrant la veſſie dans cet endroit on n'a d'autres parties à couper que la peau, (A) le tiſſu des graiſſes, (B) le muſcle triangulaire, (N P O) un peu du muſcle releveur de l'anus, (R) un peu du ligament (H) de l'angle du pubis & la veſſie (O N). Dans cette idée je préparai un Cadavre (**), à qui j'injectai les vaiſſeaux du baſſin, & je remplis la veſſie d'une cire mole, pour l'étendre & la contenir dans ſa ſituation naturelle ; je diſſéquai enſuite l'uretre (C C) le rectum (V V V) les muſcles, les vaiſſeaux (T Z) je détruiſis le muſcle triangulaire (N P O) qui occupe l'eſpace angulaire que les muſcles érecteurs (K) & accélérateurs (G G),

(*) Planc. 20

Pl. 5. & 2.

Pl. 6

Pl. 4.

Pl. 4. & 6.

Pl. 5. & 8.

Pl. 8.

Pl. 4.

Pl. 6. & 4.

(*) Voyez les Planches à la fin du Volume,
(**) Au mois de Janvier 1727.

laissent entr'eux proche le rectum ; lorsque j'eus découvert le releveur (R) de
l'anus & le ligament (H) du pubis, je
fis en conduisant mon bistouri le long du
muscle érecteur (K) sans le toucher une
incision (C F) qui pénétroit jusques
dans la vessie.

Pl. 4. & 6.

Pour examiner le trajet de mon incision au-delà du muscle releveur (R), &
pour voir l'endroit de la vessie que j'a-
vois ouvert, j'achevai la dissection jusqu'à la vessie, & j'observai que l'incision
que j'avois faite étoit assez grande pour
permettre le passage d'une pierre ; elle
étoit placée entre le col (A pl. 5.) de la
vessie & l'uretere (B) sans interesser ni
l'un ni l'autre ; & comme j'avois dissé-
qué avec soin les vaisseaux dans leur po-
sition naturelle, & que d'ailleurs j'avois
affecté de couper tous ceux que je trouvai dans le trajet de mon incision, je remarquai que je n'avois coupé que quelques branches qui partent de l'artére

Pl. 6 & 8.

honteuse (G) cachée sous l'os ischium ,

Pl. 4.

(D) & qu'entre toutes ces branches, qui
vont vers l'uretre (C) il n'y a que celle

Pl. 7. & 8.

(K) qui va au bulbe , & que l'on coupe
dans toutes les manieres de tailler , qui
soient un peu considérable.

Je remplis d'eau la vessie d'un autre
cadavre ; je disséquai comme dans le su-

et précédent les muscles érecteurs (KK)
& accélérateurs (G G); pour découvrir
l'espace angulaire que nous avons dit qui
se trouve entre ces deux muscles ; j'em-
portai le muscle triangulaire (P N O)
& découvris le muscle releveur (R) de
l'anus ; ensuite je comprimai l'hypogaftre, pour voir combien la veſſie, qui
étoit rempli d'eau, se portoit par cette
compreſſion vers l'espace que j'avois dégarni, & j'obſervai qu'elle se préſentoit
si senfiblement qu'en tenant mon doigt
entre les muscles érecteurs & accélérateurs , & qu'en appuyant par reprise
avec l'autre main sur l'hypogaſtre, l'on-
dulation & l'effort du liquide se faiſoient
sentir à mon doigt fort diſtinctement à
travers le muscle releveur (R) de l'a-
nus, qui en cet endroit (R) , je veux
dire au-deſſous & à côté de la proſtate
(E) eſt a puyé preſque immédiatement
contre la veſſie (C); alors je penſai
qu'un trocart, comme le remarque M.
Juncker sur l'opération de la ponction du périnée, (*) étoit l'inſtrument

Pl. 4.

Pl. 4. & 6.

Pl. 8.

Pl. 6.

(*) » Optima methodes eſt ut incifio in illo loco
» fiat quo F. Jacobus lithomiam inſtituere com-
» mendavit; hac enim ratione neque uretra neque
» cervix veſicæ læditur sed præſtat inſtrumentum
» (trocart) dictum per regionem commendatam
» veſicæ immittere & exrractâ acu urinam per hanc
» fiſtulam tamdiu eliminare donec ordinaria via
» iterum apertâ fit. Confpectus Chirurg. Tabula

le plus commode pour entrer sûrement
dans la veſſie, qu'enſuite on pouvoit
avec un lithotome conduit ſur cet inſtrument, faire une inciſion ſuffiſante pour
tirer la pierre : j'en fis l'eſſai avec un trocart & un biſtouri droit ordinaire ; ma
ponction faite, je gliſſai la pointe du biſtouri ſur le trocart qui me ſervit à la conduire juſques dans la veſſie ; & lorſque
j'apperçus que j'étois arrivé dans le flui-
de, je baiſſai la pointe de mon trocart,
& dans le même tems je levai celle de
mon biſtouri ; de ſorte que les extrê-
mités de ces deux inſtrumens s'écartant
l'une de l'autre, comme font les branches d'un compas qu'on ouvre, je fis facilement à la veſſie une inciſion auſſi
grande que je le ſouhaitois.

Ces expériences qui répondoient ſi favorablement à mes idées, m'aſſurerent

» XCVII. p. 674. « Le même moyen a été propoſé
dans le même tems dans la Bibl. de Chirurgie de M.
MANGET t. 4. pag. 304. M. DE GARENGEOT rap-
porte auſſi dans ſa Splanchnologie, ſeconde édition
imprimée en 1742. tom. 1. ch. 14. pag. 343. que M.
DE LA PEYRONIE démontrant les inſtrumens de
Chirurgie au Jardin du Roy il y environ dix-huit
ans, (c'étoit en 1717. ou 1718) fit voir un trocart
de ſix à ſept pouces de longueur dont il s'étoit ſervi
fort heureuſement à Montpellier, pour faire la ponction au périnée à un homme qui étoit depuis
pluſieurs jour dans une retention d'urine, pendant
laquelle il ne fut pas poſſible de le ſonder : M. DE
LA PEYRONIE plongea le trocart à côté de la tube-
roſité de l'iſchium juſques dans la veſſie, & donna
par ce moyen iſſue à l'urine.

de la poffibilité de l'opération que j'a-
vois projettée ; je penfai à la forme que
devoient avoir le trocart & le lithotome
qui pouvoient convenir pour cette opération; je reconnus facilement par ma der-
niére expérience que le trocart devoit
être plus long que les trocarts ordinaires, je conçus de plus qu'il devoit avoir
deux autres propriétés fort effentielles,
l'une de m'avertir par l'écoulement de
quelque peu d'urine quand il feroit entré dans la veffie, l'autre de pouvoir conduire furement mon lithotome jufqu'à
cette partie ; je ne pouvois pas dans ce
moment oublier l'ufage de la rainure de
la fonde qui fert dans les opérations du
grand Appareil : cette rainure deftinée à
diriger le lithotome pour faire l'incifion,
& à introduire enfuite le gorgeret ou le
conducteur dans la veffie, me fit naître
l'idée d'en pratiquer une pour les mêmes
ufages fur mon trocart, (pl. 1. fig. 1.)
je fis ouvrir à la canule (F E pl. 1. fig. 1.
& 2.) de cet inftrument une rainure
(G H) qui pénétroit jufqu'au poinçon.
Je n'eus pas de peine à découvrir enfuite
l'autre avantage dont j'avois befoin, car
je m'apperçûs auffi-tôt que cette même
rainure, qui ouvroit la canule dans
prefque toute fa longueur, pouvoit four-
nir à l'urine une voie pour fortir du

NOUVELLE
MÉTHODE DE
TAILLER.

moins lorfque le trocart avoit pénétré dans la veſſie. Le couteau ou le lithoto- me (M N) devoit avoir auſſi ſes proprié- tés particuliéres ; car il falloit 1°. qu'il eût une longueur proportionnée à l'é- paiſſeur des chairs qu'il devoit couper : 2°. qu'il s'ajuſtât à la cannelure (G H) que j'avois inventée : 3°. qu'étant entré dans la veſſie, ſa pointe ne bleſſât point cet organne : 4°. qu'il eût une figure propre à faciliter les mouvemens néceſ- ſaires pour faire l'incifion précédente. Je compris que pour ſatisfaire à toutes ces conditions, cet inſtrument devoit être étroit & beaucoup plus long que les au- tres lithotomes (*a*); que ſon dos fût aſ- ſez mince pour être placé & pour gliſſer facilement dans la cannelure (G H), que ſa pointe devoit être un peu mouſſe (N), & qu'il eût à l'endroit de la jonc- tion de la lame avec le manche un petit coude ou cambreure (O), qui lorſque la lame du couteau ſeroit placée dans la cannelure, éloigneroit le manche de ce couteau de celui du trocart, afin qu'en rapprochant enſuite ces deux manches (I M) la pointe (N) du couteau & celle (A) du trocart, s'éloignaſſent aſſez

Pl. I. fig. 7.

Fig. 1. & 2.

Fig. 1. & 2.

Fig. 7.

Fig. 7.

Pl. I.

(*a*) Ce couteau (M M) & le trocart (B A) avec ſa cannule (E F) ſont repréſentés dans leur gran- deur naturelle dans la planche premiere, figure 1, & 6.

pour étendre l'incision de la veſſie autant qu'il ſeroit néceſſaire.

Rempli de toutes ces idées, je deſſinai la figure de ces inſtrumens, & je les fis auſſi-tôt conſtruire devant moi (*b*) par le ſieur Noël, habile Coutellier, & lorſque j'en fus muni, je ne penſai plus qu'à multiplier mes épreuves.

Dans les deux expériences que j'ai rapportées, j'avois diſſéqué les muſcles érecteurs (K K pl. 4.) & accélérateurs (GG) pour mettre à découvert l'intervalle (RH) qui ſe trouve entr'eux, & qui devoit être le lieu où je devois tenter mon opération. J'avois de plus dégarni cet eſpace de toutes les graiſſes qui le rempliſſoient, ainſi je n'avois à traverſer, pour entrer dans la veſſie, que le muſcle releveur, & la parois de la veſſie même ; il me reſtoit de tenter cette opération indépendamment de ces préparations ; je me propoſai donc de pénétrer avec mon trocart à travers la peau & les graiſſes juſques dans la veſſie, & de faire enſuite avec mon lithotome une inciſion ſemblable à celle que j'avois pratiquée dans mes dernieres expériences.

Pour faire ces nouvelles tentatives, & pour les multiplier autant que je les croyois néceſſaires, j'engagai M. BERLHE mon Confrere, alors Chirurgien ga-

(*a*) Au mois de Février 1727.

gnant maîtrife à la Salpétriere , à me
procurer des Sujets dans fon Hôpital.
Nous nous refermâmes enfemble dans fa
chambre pour faire nos épreuves plus
tranquillement (a) ; je remplis d'eau la
veffie d'un Cadavre d'un homme adulte ;
je liai la verge pour empêcher l'eau de
s'écouler ; je le mis dans la même fitua-
tion que pour le grand Appareil : M.
BERLHE releva les bourfes de la main
droite,& de la main gauche il comprima
avec une pelotte (G , l'hypogaftre ; j'in-
troduifis le doigt index de la main gauche dans l'anus (R) ; je pouffai le rectum du côté de la feffe droite pour ban-
der la peau du côté gauche à l'endroit
où je devois opérer, & pour éloigner
l'inteftin du trajet de l'incifion qu'il falloit faire ; enfuite je cherchai à travers la
peau & les chairs, avec le doigt index de
la main droite la tubérofité de l'ifchium
(D) , & le bord de cet os depuis l'extrémité (D) de cette tubérofité jufqu'à
(B) la naiffance du fcrotum ; je marquai
avec un crayon de pierre no re , un peu
mouillé par e bout , un point (F) environ à deux lignes du bord de la tubérofité
(D) environ à un poulce au-deffus de
l'anus (R) , abaiffé & tiré du côté op-
pofé (X pl. 3. par le doigt (Z) placé

(a) Au mois de Mars de la même année 1727.

dans

dans le fondement ; je marquai un autre
point (O) à quatorze ou quinze lignes
plus haut que le premier , environ à
deux lignes du rapné (A) & environ aufsi à deux lignes du bord (B) de l'os pubis ; je tirai une ligne (O F) de l'un de
ces points à l'autre pour marquer extérieurement le trajet de l'incision que je
devois faire , & qui devoit regner le long
du mufcle érecteur (K) fans le toucher ,
& aller fe terminer au bord de l'accéleratteur (G). Ces mefures bien prifes , la ligne qui devoit regler toute mon opération tracée avec exactitude , & mon
doigt toujours placé dans le fondement
pour abaiffer le rectum & le porter du
côté droit , je pris mon trocart de la main
droite ; je plaçai fa pointe à l'extrémité
inférieure (F) de la ligne (F O ; la
cannelure du trocart regardoit le frotum ; j'enfoncai cet inftrument (*) jufques dans le corps de la veffie en le conduifant horifon alement , fans l'incliner
ni d'un côté ni d'autre (a) ; je perçai la

(a) Quoique cette direction foit la plus convenable , parce qu'elle conduit , lorfque la veffie contient feulement un verre & demi ou à peu près deux
verres d'urine , à un point qui fe trouve à peu près
également au-deffus de l'uretére & à côté du col de
la veffie ; cependant elle peut fans danger n'être pas
fuivie exactement ; car il y a de tous côtés autour
de ce point (O) une diftance confidérable où le
rocart peut arriver fans inconvénient : ainfi la di-

C

MANUEL DE L'OPERATION.

Pl. 5.

Pl. 6. & 7.

Pl. 1. fig. 7.
Fig. 1. & 2.

veffie , comme je l'obfervai par la diffec-
tion , à quatre ou cinq lignes au-deffus
de l'uretere (B) & environ à la même
diftance à côté du col (A) de la veffie. (*a*)

Auffi-tôt que j'eus pénétré dans la capacité de ce vifcére , j'en fus averti par
la fortie de l'eau qui s'échappa par la cannelure du trocart ; alors je retirai mon
doigt du fondement ; je quittai le manche du trocart que je tenois avec la main
droite, pour le prendre de la main gauche,
fans le déranger , je tirai le poinçon de
fa cannule de quatre ou cinq lignes feulement , afin que la pointe de cet inftrument ne débordât pas le bout (A) de la
cannule ; je pris mon lithotome de la
main droite , je gliffai le dos de fa lame
(N O) dans la cannelure (G H) du
trocart , jufqu'à ce que la pointe de cet
inftrument fût arrêtée par le petit rebord
(G) qui eft à l'extrémité de cette canne-

rection du trocart n'eft pas affujettie à une précifion
rigoureufe ; mais on remarquera feulement que celle qu'on prefcrit, qui eft préferable à toute autre,
eft auffi la plus facile à propofer & la plus facile à
fuivre.

(*a*) Si on foupçonnoit une pierre très-groffe, on
pourroit percer au dehors un peu plus bas que nous
n'avons dit, & diriger la pointe du trocart un peu
en montant, afin de percer la veffie au même endroit; l'ouverture qui fe trouvera plus étendue faci-
litera beaucoup le paffage de la pierre ; fi on a manqué à prendre cette précaution , on y remédie facilement comme nous le dirons dans la fuite.

dure ; la résistance que je sentis à la pointe de mon lithotome , & une plus grande quantité d'eau qui s'écoula me firent
connoître avec certitude que cet instrument étoit suffisamment entré dans la vessie (*a*) je pensai alors à faire mon incision (N) aux membranes de la vessie ,
de la même maniére (*) que je l'avois
déja faite dans les expériences précédentes ; c'est-à-dire que ma main droite, avec
laquelle je tenois le lithotome , étant
appuyée fermement sur ma main gauche,
avec laquelle je tenois le manche du trocart , je levai la pointe (N) du lithotome , & dans le même moment j'abbais-
sai un peu le bout (A) du trocart pour
faciliter l'incision des membranes de la
vessie ; j'inclinai un peu le tranchant de
la lame du couteau du côté du raphé ,
afin de donner à cette incision une direction pareille à celle de la ligne (O F)
que j'avois tracé extérieurement. (*b*)
Lorsque l'extrémité du lithotome me

MANUEL DE
L'OPÉRATION.

Pl. 5. & 8.

(*) Voyez la
planche 7.

Pl. 3. & 4.

(*a*) On doit faire beaucoup d'attention à ces deux
circonstances, & prendre garde sur-tout que le malade ne fasse pas de mouvement capable de dépla-
cer le trocart & de le faire sortir de la vessie ; car
alors le couteau ne seroit pas conduit jusques dans
la capacité de cet organe, & on manqueroit en faisant l'incision d'ouvrir la vessie ; comme cet accident est arrivé une fois, & je ne dois pas oublier
d'en avertir pour rendre plus attentif.

(*b*) Comme toute l'épaisseur de la peau & des
graisses que l'on a à couper oppose un peu de résis-

C ij

parut affez écartée de celle du trocart pour avoir fait à la veffie une ouverture d'environ treize ou quatorze lignes, je rabbatis la pointe du couteau dans la cannelure du trocart, en le retirant d'environ un pouce, (*) & je fis enfuite une manœuvre contraire à celle que je viens de décrire ; car au lieu d'écarter du trocart la pointe du lithotome, ce fut le manche du lithotome que j'éloignai de celui du trocart, afin d'achever antérieurement l'incifion (ONPQ) que j'avois faite à la peau, aux chairs & aux graiffes qui fe trouvent depuis la furface de cette peau jufqu'à la veffie, & je n'oubliai pas de diriger le tranchant du lithotome felon la ligne que j'avois marquée extérieurement avant que de commencer mon opération : j'eus attention de n'étendre l'incifion que de la longueur de cette ligne (O F) c'eft-à-dire à peu près quatorze ou quinze lignes, afin qu'elle n'en eût qu'environ douze ou treize vis-à-vis les mufcles érecteurs (K) & accélerateurs

tance, je crois être obligé d'avertir ceux qui effayeront ou qui feront cette opération pour la premiere fois de s'y attendre, afin de n'être pas dans la néceffité après avoir fait cette incifion, de faire un nouvel effort qui ne les rendît pas maîtres de leur main, c'eft encore une attention qu'il faut avoir lorfqu'on fait la ponction avec le trocart, en piquant la peau qui eft plus dure à percer que les autres parties ; c'eft pourquoi on doit toujours avoir foin de choifir de bons inftrumens.

(G), parce qu'en faisant l'incision un
peu plus étroite en cet endroit (T) qu'ailleurs, on évite de couper l'accélérateur,
on approche moins de l'urétre (C), &
on n'est point exposé à rencontrer le bord
de l'os pubis. (Voyez la planche 4. où ce
bord est marqué par des points (a).

Je ne fus pas si retenu sur l'incision de
la peau & des graisses qui couvrent les
muscles ; car en retirant mon lithotome,
j'étendis cette incision extérieure jusques
proche le scrotum (H).

Lorsque cette incision fut entiérement
achevée, je quittai mon lithotome & je
pris mon gorgeret, Fig. 3. & 9. je glissai
son bec (Z) dans la cannelure (G H) du
trocart pour le conduire dans la vessie,
de la même maniere que j'avois conduit
le lithotome, c'est-à-dire, jusqu'à ce que
je fus arrêté par le rebord (G) de la cannelure ; alors je retirai mon trocart, je
retournai en dessus la goutiere qui étoit
en dessous lorsque j'avois introduit le
gorgeret : (C K) ce gorgeret est formé
de deux pieces ou branches (R S) qui
peuvent s'écarter & servir s'il est besoin

MANUEL DE L'OPERATION.

Pl. 8.

Pl. 7. & 8.

Pl. 3.

Pl. 1.
Pl. 1. fig. 1.&2.

Fig. 3. & 9.

___

(a) Toutes ces mesures ont été prises sur le cadavre d'un adulte d'une moyenne grandeur, ainsi il
faut les diminuer à proportion pour les enfans selon
les âges. Voyez à la Planche deuxiéme, les pro-
portions qu'il faut à peu près garder en se réglant sur
l'angle des os pubis selon les différent âges.

C iij

de dilatatoire. Je portai mon doigt dans cette gouttiere pour examiner l'étendue de l'incision, que je trouvai suffisamment grande pour y introduire une tenette; j'y en introduisis une en effet très-facilement; je retirai mon gorgeret & j'écartai les branches de la tenette à peu près autant qu'elles le font lorfqu'elle eſt chargée d'une pierre un peu groſſe, & je la retirai dans cet état fans aucune violence (*a* .

Pour examiner enfuite l'état des parties où j'avois fait mon opération, je les diſſéquai, & je trouvai que mon incifion fe terminoit au bord du mufcle accélerateur (G) à deux lignes de l'os pubis ; je ne pus pas m'aſſurer exaĉtement de l'é-

(*a*) Un Auteur qui a parlé de mon opération trois ans après les épreuves que je viens de raporter, propoſe de faire avant que de fe fervir du trocart une incifion extérieure à la peau & aux graiſſes obliquement de haut en bas ; comme elle fe pratique d'abord à l'appareil latéral, & enfuite de porter dans cette incifion à peu près à l'endroit que nous avons dit, le trocart pour aller percer la veſſie ; l'Auteur croit qu'à la faveur de cette incifion on pourroit fentir les ondulations de l'urine ; ce que je n'ai pas obfervé. Il feroit, je crois, du moins néceſſaire pour cela que l'incifion s'étendît au-delà du mufcle triangulaire ; je ne blâme pas cette incifion, elle peut du moins fervir à ceux qui commencent à pratiquer cette opération pour mieux fentir le bord de l'os, qui doit, comme nous l'avons dit, guider extérieurement pour le coup de trocart & pour l'incifion entre les mufcles éreĉteurs & accelerateurs. Néanmoins elle ne m'a pas femblé néceſſaire, & ma méthode m'a paru plus fimple.

tendue de l'ouverture de la veſſie , parce
que les membranes de ce viſcére s'étoient
reſſerrées depuis l'évacuation du liquide ;
je les étendis foiblement , & dans ce der-
nier état l'inciſion (O N) avoit environ
quatorze lignes de longueur ; elle com-
mençoit à égale diſtance au-deſſus de l'u-
retére (B) & à côté du col (A) de la
veſſie , & montoit obliquement vers le
milieu du pubis (D) , c'eſt-à-dire , qu'elle
gardoit à peu près la même direction que
l'inciſion extérieure. Il me parut après
cette recherche que je n'avois plus rien
à déſirer pour la perfection de mon opération , & que les meſures que j'avois
priſes m'avoient conduit fidélement par
les endroits où je déſirois que mon inciſion fût placée.

Ainſi je ne trouvai rien à changer au
manuel que je viens de décrire ; (*) je
me contentai ſeulement de le répéter
pluſieurs fois pour me mettre en état de
pratiquer la même opération avec ſûreté
ſur les vivans.

Je n'oſai pas cependant l'entreprendre

Pl. 5. 7. & 8.

Pl. 5.

___

(*) Je crus cependant qu'un lithotome beaucoup
plus courbe que celui que je viens de décrire con-
viendroit mieux ; il me ſembloit que je pourrois
faire toute mon inciſion ſans que la pointe du lithotome quittât la cannelure du trocart , mais un couteau courbe eſt difficile à diriger , c'eſt pourquoi
j'ai préféré le premier après avoir eſſayé l'un &
l'autre.

C iiij

avant que d'y être auto...isé par mes Con-freres les plus verſés dans l'opération de la Taille ; je fis devant eux depuis 1729. juſqu'en 1731. pluſieurs épreuves, dont ils furent ſ... ...ts.

En may 1731. je me déterminai par leur conſeil à ..ller ſelon cette nouvelle méthode un malade âgé de 14. à 15. ans, qui nous parut d'une bonne complexion ; je le préparai par une ſaignée & une pur-gation : au moment de l'opération je lui injectai de l'eau dans la veſſie ; je lui mis un petit bandage (4) à l'uretre pour em-pêcher l'écoulement du liquide ; je le taillai en préſence de la plûpart des per-ſonnes qui avoient aſſiſté à mes épreuves, & je lui tirai une pierre groſſe comme un petit œuf de poule ; il ne ſurvint aucun accident, & la p'aye de l'opération fut parfaitement guérie dans l'eſpace d'un mois.

Mais je remarquai dans cette premie-re opération qu'il étoit difficile d'injecter la veſſie : car non-ſeulement l'injection fut fort douloureuſe au malade, mais elle ne ſe put faire même que fort im-parfaitement, parce que la douleur l'en-gageoit à faire des mouvemens ou des efforts qui chaſſoient une grande partie de l'eau que j'injectois dans la veſſie ; c'eſt pourquoi je réſolus de n'en pas faire à un

malade que je taillai par la même méthode dans l'Hôtel- Dieu de Soiſſons au mois
d'Avril de l'année ſuivante ; il étoit âgé
de dix-ſept ans ; en le ſondant je m'apperçus que ſa veſſie étoit ſpacieuſe , &
j'en jugeai encore plus ſûrement par la
quantité d'urine qu'il ren ſoit à chaque
fois ; je lui recommandai la veille de l'o-
pération , de retenir le lendemain matin
ſes urines juſqu'à ce que je fuſſe arrivé ,
ce qu'il fit facilement , car je le trouvai
encore endormi. Tout étant diſpoſé pour
l'opération , je lui mis le petit bandage
(4. pl. 1.) à l'urétre , & je le taillai dans
l'inſtant en préſence de Meſſieurs PETIT
& BOULANGER , l'un Médecin , & l'autre
Chirurgien de cet Hôpital , & de plu-
ceurs Maîtres Chiru giens de la Ville ; la
ſiierre avoit à peu près le même poids que
pelle du ſujet précédent , mais elle étoit
d'un volume plus conſidérable. Mrs. PE-
TIT & BOULANGER ſe chargerent de la
cure du malade , & eurent la bonté dix-
huit jours après l'opération de m'appren-
dre ſa guériſon.

Au mois d'Octobre de la même année ,
je ſondai un malade âgé de ſoixante ans
ou environ ; je lui trouvai une pierre : je
m'apperçus que ſa veſſie étoit fort étroite ; en effet il rendoit très-peu d'urine à
la fois , & avec beaucoup de douleur ; il

me parut que dans ce cas mon opération ne pouvoit pas convenir ; mais le malade qui avoit entendu parler fort avantageusement de ma méthode , me sollicitoit extrêmement pour que je lui fisse l'opération. Il me vint en idée que si j'accoutumois le malade à boire beaucoup , la quantité d'urine que formeroit cette boisson pourroit dilater peu à peu la vessie ; je fus surpris du succès de cette tentative, car non-seulement la vessie parvint à contenir une quantité d'urine assez considérable pour permettre l'opération , mais de plus le malade sentoit beaucoup moins de douleur en urinant.

Je le taillai en présence de plusieurs de mes Confréres le premier Décembre , quoique la saison fût peu favorable parce qu'il faisoit très-froid ; j'y fus contraint par le malade qui ne voulut pas attendre davantage ; je lui tirai une pierre large de deux pouces quelques lignes, épaisse de plus d'un pouce ; la playe fut bien, malgré l'indiscrétion du malade, qui se donna une indigestion le dix-septiéme jour de son opération ; il survint dès le même jour un cours de ventre avec une fiévre considérable qui devint intermitante : la purgation & l'usage du quinquina dissiperent les accidens, & le malade fut guéri de sa playe au bout de quarante jours.

En 1735. un jeune homme de vingt-huit ans qui avoit la pierre, vint me trouver ; il avoit usé de beaucoup de remédes qu'un Charlatan lui avoit fait prendre dans le dessein de le guérir : ses douleurs augmenterent tellement par l'usage de ces remédes qu'elles le déterminerent à se faire tailler, il urinoit à tout instant & très-peu à la fois : j'eus recours au même expédient que pour le malade précédent, je commençai à lui faire boire par verrées de demi-heure en demi-heure le matin une chopine de ptisanne faite avec du chiendent, la réglisse & la graine de lin ; je lui augmentai cette boisson de jour en jour de demi-septier jusqu'à ce qu'il fût parvenu à deux pintes , je m'apperçus chaque jour de la dilatation de la vessie par la quantité d'urine qu'il rendoit à chaque fois, parce que je lui recommandois d'uriner dans des verres ; au bout de huit jours il en urinoit au moins un ver-te & demi à la fois , & avec beaucoup moins de douleur qu'auparavant. Cette quantité d'urine me fit connoître que la vessie étoit suffisamment dilatée, pour faire mon opération ; dans le moment même que je me préparai à la faire, je lui appliquai le petit bandage (4) à la Pl. 1. verge pour retenir l'urine, je le taillai aussitôt en présence de Mrs CHICOINEAU

Premier Médecin du Roy, & Marcot Médecin ordinaire, & de Mrs De La Peyronie, Petit, Boudou, Malaval, & plusieurs autres grands Maîtres ; je lui tirai une pierre murale noire qui surprit tout le monde par sa grosseur & par les inégalités ou les pointes dont sa surface étoit garnie ; tous les assistans convinrent qu'il eût été impossible de tirer cette pierre par le col de la vessie, quelqu'incision qu'on y eût faite, sans faire périr la malade. (X) Cette pierre maltraita considérablement les chairs, ce qui attira une suppuration considérable & de la fiévre pendant huit ou neuf jours ; cette fiévre m'obligea de faire plusieurs saignées qui la dissiperent ; outre les matieres de la suppuration qui furent fort abondantes, la vessie qui avoit été fort maltraitée par la présence d'une pierre, dont la surface étoit si hérissée de pointes, fournit beaucoup de glaires qui sortirent par la playe & par l'uretre ; les urines reprirent peu à peu leur cours ordinaires, & la playe fut entierement fermée au bout de trente-six jours, sans qu'il soit resté aucune incommodité au malade.

Le douziéme Avril 1736. je taillai un jeune garçon de dix-sept ans par cette méthode ; l'opération ne m'offrit rien de singulier, elle se fit dans les mêmes circonstances que les précédentes, & eut le même succès.

Ces cinq opérations manifesterent assez les avantages de cette nouvelle méthode, mais elles m'instruisirent peu ; la réussite même m'en imposa, je crus être arrivé à la perfection du manuel de l'opération ; une expérience plus étendue me fit connoître dans la suite quelques inconvéniens que j'avois à prévoir.

Un de ces inconvéniens qui frappa le plus les spectateurs, & qui cependant n'est pas le plus dangereux, est d'avoir manqué d'entrer dans la vessie avec le trocart, dans des cas où il ne s'y trouva point d'urine. La premiere fois que cet accident arriva, quelques circonstances avoient retardé le moment de l'opération, les douleurs obligerent le malade à se retiter dans un coin où il se cacha derriere une porte, & ôta le bandage pour lâcher ses urines ; & afin que je ne m'en apperçus pas, craignant que cela ne retardât l'opération, il remit le bandage comme il étoit auparavant ; je fus trompé en effet ; car lorsque je voulus entrer dans la vessie avec le trocart, il glissa sur les membranes de ce viscere sans les percer. Trop affermi par les succès des opérations précédentes , je ne foupçonnois pas un pareil événement, quelque peu de fang qui fortit par la cannelure du trocart m'en impofa, je crus que c'étoit de l'urine teinte de fang , & je ne m'apperçus que je n'étois point entré dans la veffie que lorfque j'eus fait l'incifion ; mais je fçus mettre à profit l'ouverture que j'avois faite ; car à la faveur d'une fonde que je mis dans la veffie , & que je fentis facilement avec mon doigt que j'avois introduit dans la playe , j'ouvris le corps de ce vifcere, & je tirai la pierre, cette opération réuffit parfaitement.

Cet accident me fit veiller davantage fur mes malades pour n'y pas retomber par la même caufe , mais j'y fus depuis expofé dans un cas imprévu à l'Hôpital de la Charité des hommes ; il y avoit plufieurs malades à tailler , & nous étions quatre à faire les opérations , on changea de lit par inadvertance un des malades que j'avois préparé , & il m'en échût un autre à la place , à qui je portai un coup de trocart fans qu'il fortît d'urine ; dans la crainte de n'être pas entré dans la veffie ; je ne jugeai pas à propos de faire mon incifion , & je pris le parti de retirer mon trocart & de tailler par le grand Appareil ce malade qui ne s'étoit pas trouvé préparé pour mon opération. En

effet il ne fortit point d'urine lorfque je
le taillai, & il guérit auffi promptement
qu'à l'ordinaire.

Pour me garentir de cet inconvénient,
j'ai trouvé depuis un moyen bien fimple
par lequel je puis facilement m'affurer du
dégré de plénitude de la veffie ; avec le
doigt que j'introduis dans l'anus, &
avec la main que j'appuye fur l'hypogaftre, je fais plufieurs mouvemens alter-
natifs par lefquels je m'affure exactement, à travers les membranes du rectum, du volume, ou de la plénitude de
la veffie.

Entre les malades que j'ai taillés depuis, il s'en eft trouvé un en effet à la
Charité dont la veffie n'étoit pas affez
remplie d'urine, & je m'en apperçus facilement par cet examen, je differai l'opération de quelques heures, fa veffie fe
trouva alors fuffifamment pleine d'urine,
& je le taillai avec fuccès.

Pour s'affurer de la plénitude de la veffie, il y a un autre moyen très-facile &
bien fûr, c'eft qu'après avoir accoutu-
mé les malades à boire plufieurs jours
jufqu'à ce que leur veffie foit parvenue à
contenir un verre ou deux d'urine, ce
qui fuffit pour l'opération, il faut le jour
qu'on doit la faire que le malade boive le
matin une ou deux pintes de fa ptifanne

ordinaire ; & attendre pour opérer que le besoin d'uriner le presse ; c'est dans ce moment qu'on appliquera le bandage de l'uretre pour retenir les urines, & on fera sur le champ l'opération.

On est bien sûr de la quantité d'urine qu'on trouvera dans la vessie, par celle qu'on aura observé que les malades rendoient chaque fois le jours précedens.

On ne doit pas cependant négliger l'autre moyen dont nous avons parlé, parce qu'en s'assurant avec le doigt du volume & de la situation de la vessie, on juge plus facilement du trajet que le trocart doit faire pour entrer surement dans la vessie.

On doit encore être attentif, sur-tout dans les personnes âgées, à examiner la capacité du rectum, parce qu'il y a des sujets où cet intestin est extrêmement dilaté au-dessus du sphincter. Dans ce cas on risqueroit, non-seulement dans ma méthode, mais dans toutes les autres, d'ouvrir le rectum s'il se trouvoit rempli de matieres, alors il vaudroit mieux remettre l'opération & vuider l'intestin.

Cette précaution est d'ailleurs nécessaire, afin que la vessie puisse, lorsqu'on la comprime, affaisser le rectum, & approcher davantage de l'os sacrum (H) & qu'elle puisse étant ainsi abbaissée (HKL)

être

être percée plus sûrement par le trocart à l’endroit qui convient. C’est dans cette vûe que je ne manque pas la veille de l’opération de faire donner le soir un lavement au malade.

Les mauvaises réussites de quelques opérations m’ont fait découvrir que ma méthode étoit, comme les autres, sujette en de certaines circonstances à un autre inconvénient beaucoup plus fâcheux que celui dont je viens de parler; car lorsque les urines s’arrêtent, ou bien lorsque les suppurations deviennent abondantes, & qu’elles n’ont pas un cours assez libre, le tissu cellulaire s’enflamme & s’engorge, ce qui occasionne des infiltrations & même des abscès gangréneux qui causent quelquefois la mort. Cet accident sur lequel j’avois déja beaucoup réflèchi quand je pratiquois le grand Appareil, réveilla davantage mon attention, lorsque je reconnus qu’il avoit été la cause de la mort de quelques malades taillés selon ma méthode, & je pensai que je pourrois le prévenir en plaçant dans la playe une cannule (8) (*) Pl. 1. pour entretenir autant de tems qu’il seroit nécessaire; le cours des urines & des

(*) Quoique les cannules d’argent ou de plomb puissent servir en pareil cas, je préfère cependant celles d’argent qui sont flexibles que je couvre de linge fort doux & usé.

D

matiere de la suppuration, & j'ai observé en effet que depuis que j'en fais usage, ces accidens ne sont pas arrivés ; caé
de neuf malades que je taillai à la Charit
aux deux dernieres saisons, (*) il ne
m'en est mort qu'un, mais par une cause bien différente : il se trouva dans sa
vessie une pierre qui en remplissoit presque toute la capacité, & qui s'écrasa en
un grand nombre de fragmens que je tirai à plusieurs reprises pendant six semai-
nes ; la foiblesse du malade m'obligea à
faire cette extraction en différens tems,
ce qui occasionna un dévoyement qui
jetta le malade dans un épuisement ex-
trême, & qui le fit périr environ deux
mois après l'opération.

La cannule a encore un autre usage
que je ne dois pas obmettre, qui est que
lorsqu'une pierre trop grosse ou irrégu-
liere a ouvert quelques vaisseaux considé-
rables, on peut facilement par son
moyen se rendre maître du sang, parce
qu'elle sert à contenir la charpie qu'on
employe pour comprimer les vaisseaux.

Les mauvais succès que j'ai éprouvés,
m'ont encore fait découvrir dans cette
nouvelle maniere de tailler un autre
avantage très-important.

Aucunes méthodes n'ont pû ouvrir aux

(*) En 1740. & 1741.

grosses pierres une issue suffisante pour
pouvoir les tirer, sans exposer les parties par où elles passent à une violence,
qui a ordinairement des suites funestes,
& quoique j'eûs eu dans mes premieres
opérations la satisfaction de tirer heureu-
sement des pierres d'un volume conside-
rable, il m'est cependant arrivé en tirant
des pierres extrêmement grosses, (Z)
d'avoir eu à forcer une si grande résistance, que ces pierres ont causé dans leur
passage des contusions & des déchire-
mens qui ont fait périr les malades, les
uns fort promptement, & les autres à
la suite d'une suppuration très-considéra-
ble & très-longue.

Ces malheurs me firent examiner les
parties qui paroissoient former le plus
d'obstacle à la sortie de ces pierres. Je reconnus que c'étoit le cordon (O N)
de fibres du bord inférieur du muscle
triangulaire, & la partie du muscle releveur qui descend à la marge du sphincter
de l'anus, qui causoient la principale résistance, lorsque le volume de la pierre
excéde l'incision que je fais à ces muscles, elle entraîne avec elle vers le fondement les portions de ces muscles qui
s'opposent à son passage, & forment, en
ramassant leurs fibres, une bride très-
difficile à rompre. Quand j'eus reconnu

PL. 2.

PL. 4.

que la réſiſtance dépendoit principalement de ces portions de muſcles, je compris qu'il étoit aiſé de lever l'obſtacle ; non ſeulement parce que je ne trouvai aucun inconvénient à couper la bride qui le forme, mais encore parce que la pierre qui la porte vers le dehors, rend cette petite opération très-facile ; dans cette idée je fis faire un biſtouri courbe

Voyez fig. 6. planche I.

à bouton, qui pût être porté facilement entre les branches de la tenette ſur la pierre à l'endroit de la bride, pour la couper. On a quelquefois recours au même expédient dans les autres méthodes, mais avec bien moins d'avantage ; parce que l'on coupe la proſtate & le col de la veſſie, au lieu que je ne coupe qu'un petit paquet de fibres qui eſt ſans conſéquence : & depuis que j'ai obſervé cette pratique j'ai tirai des pierres fort groſſes avec un heureux ſuccès.

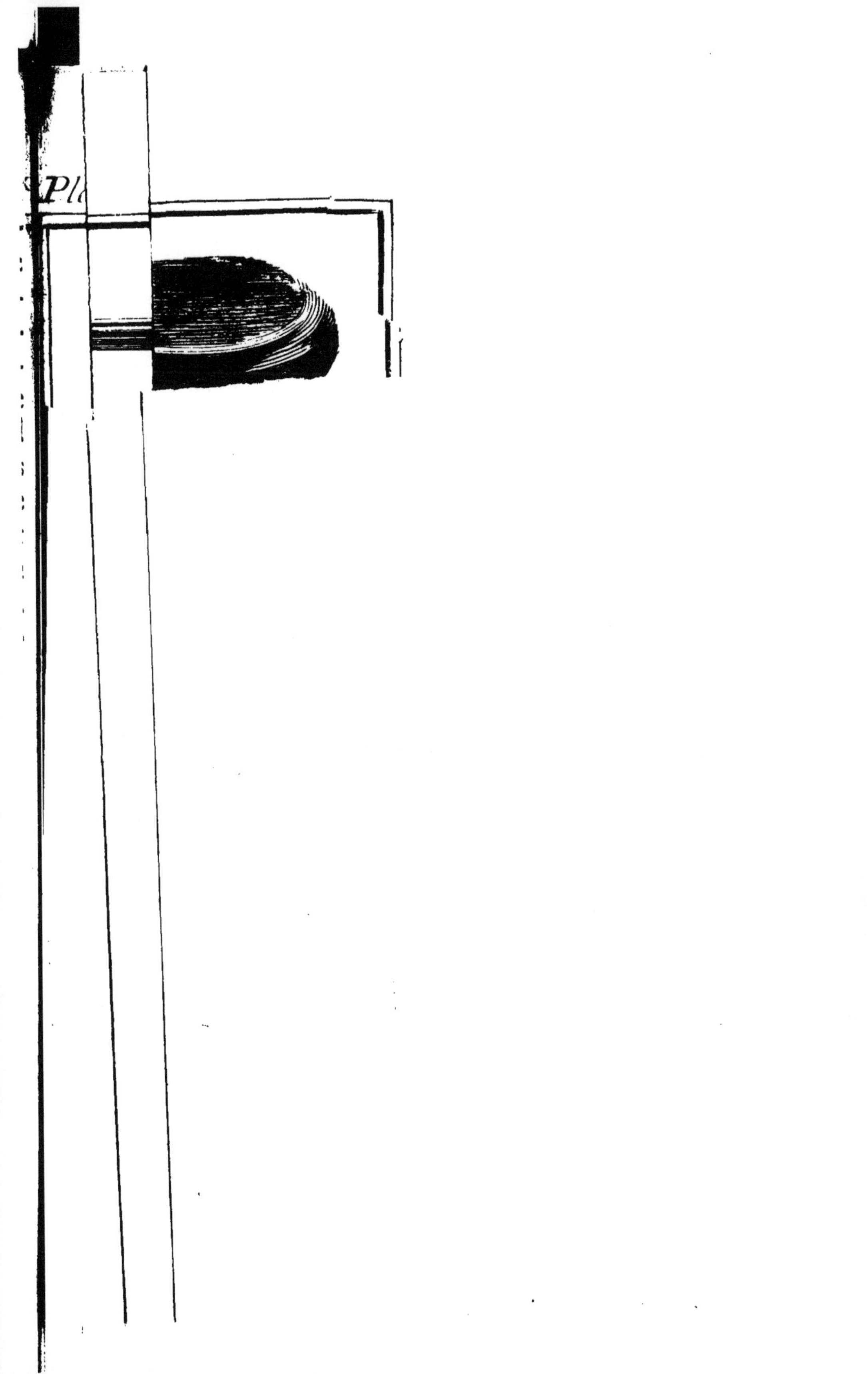

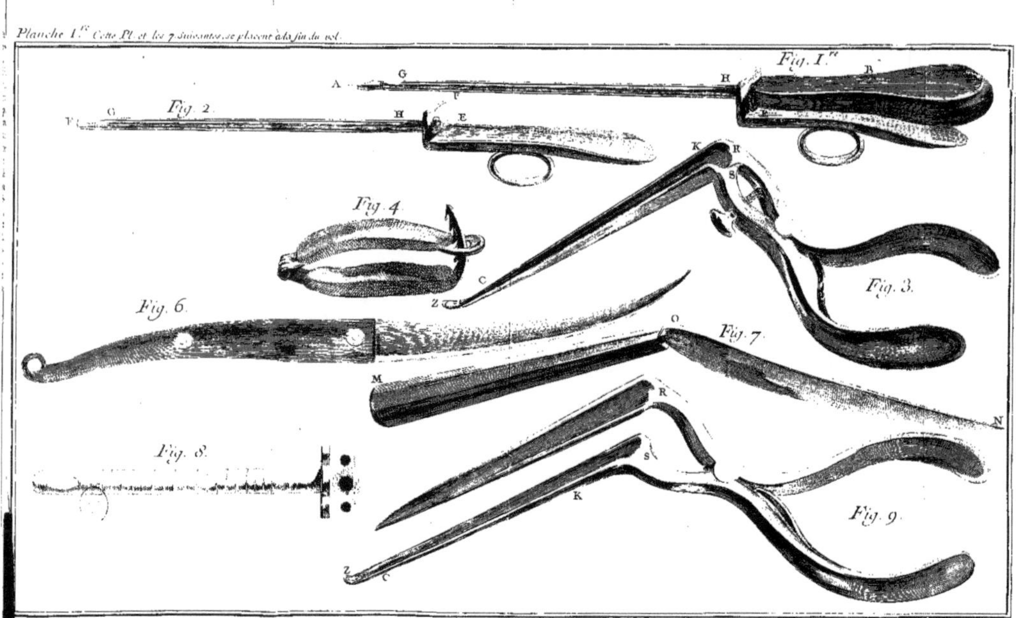

Fig. 1.er Le Trocart avec sa Cannule. 2. La Cannule séparée du Trocart. 3. Le Gorgeret formé de deux branches qui peuvent s'écarter pour servir de dilatatoire. 4. Le Bandage pour comprimer l'Uretre. 6. Le Couteau Mousse. 7. Le Lithotome. 8. La Cannule flexible. 9. Le Gorgeret ouvert.

N

Planche 2.

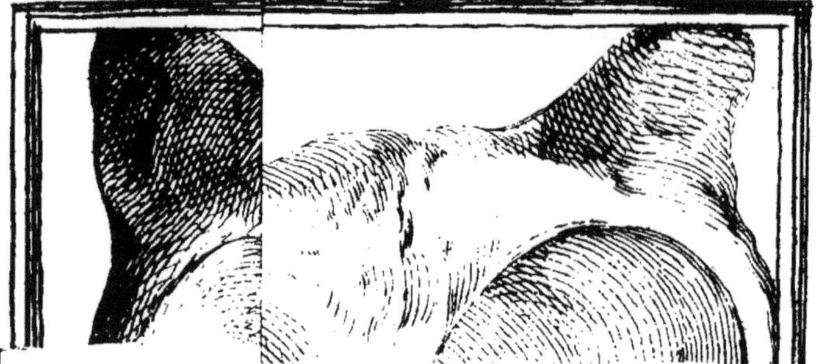

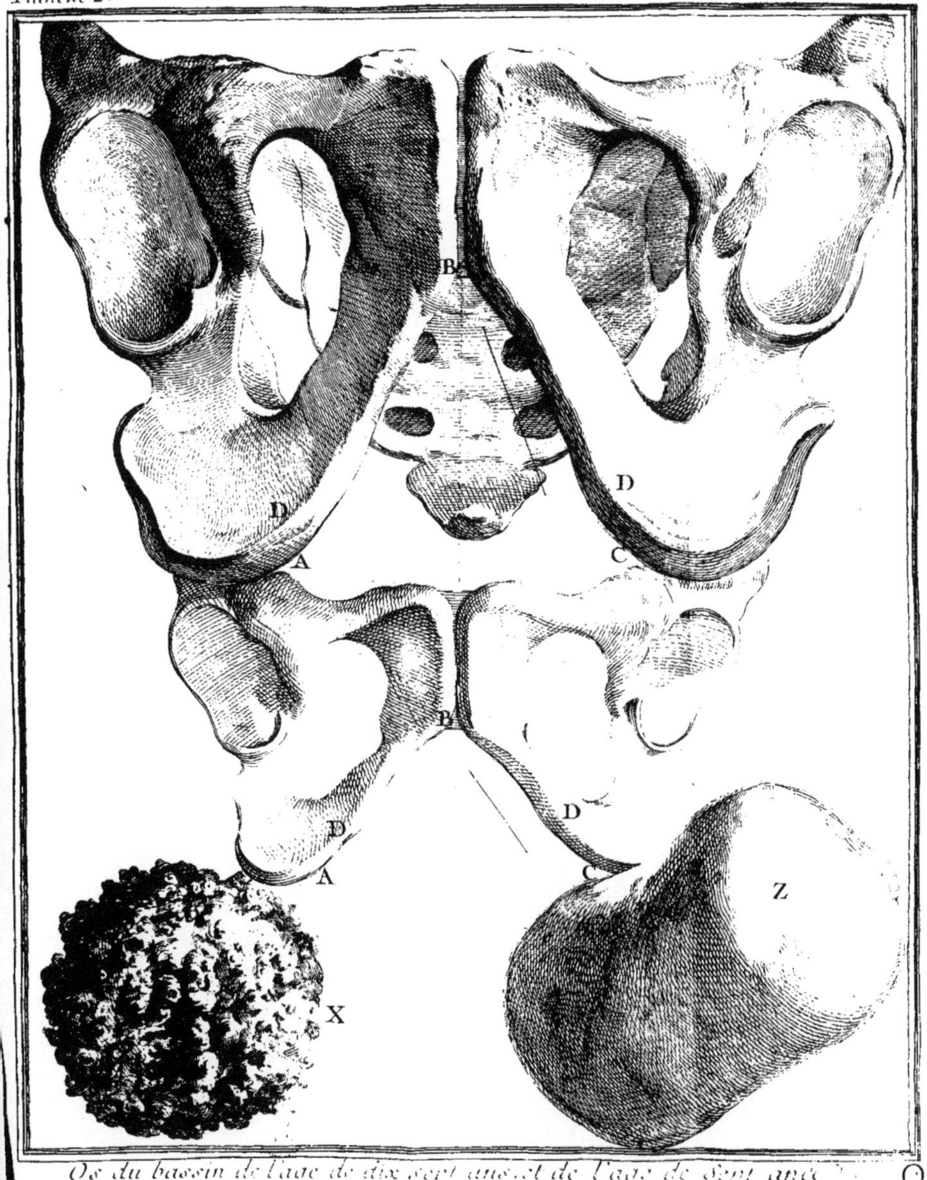

Os du bassin de l'age de dix sept ans et de l'âge de sept ans.

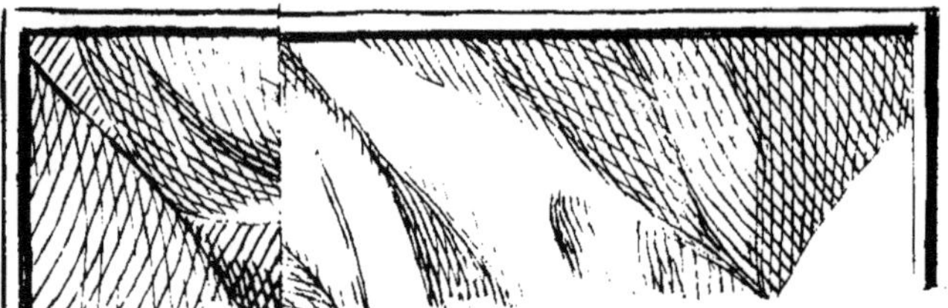
Planche

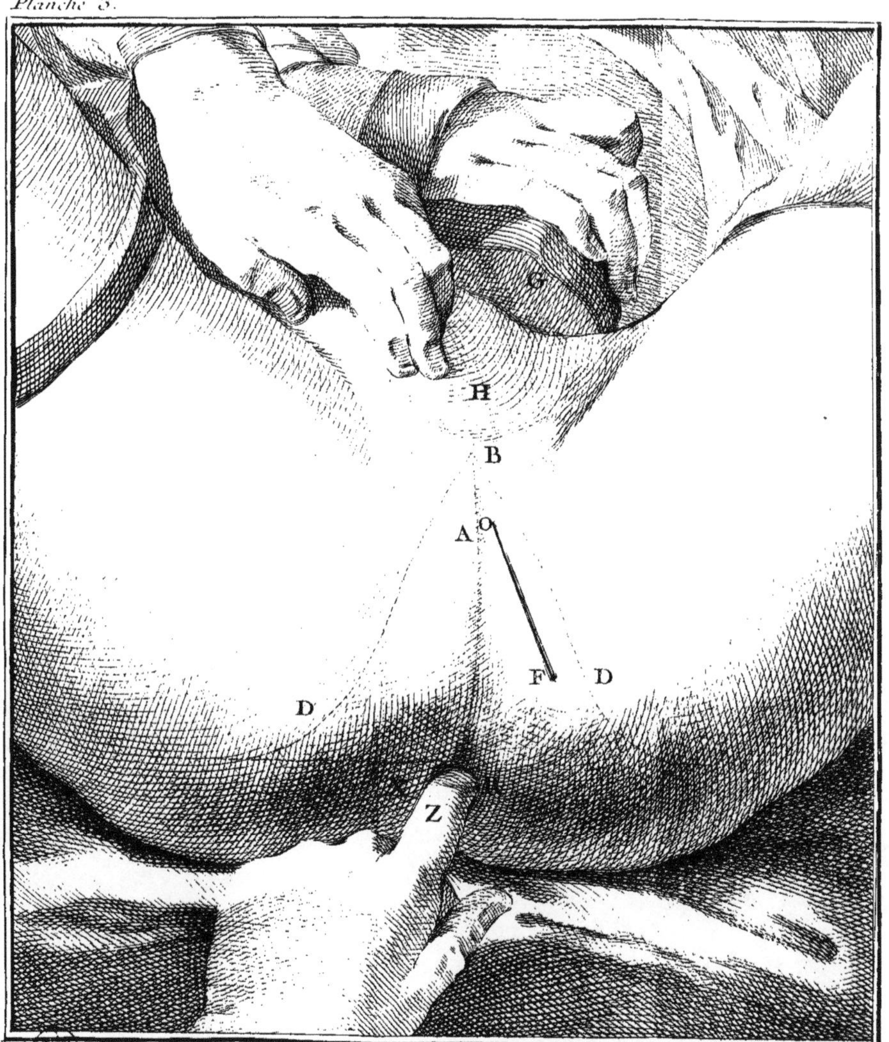

Le Perinée ou la direction de l'incision extérieure est marquée.

P

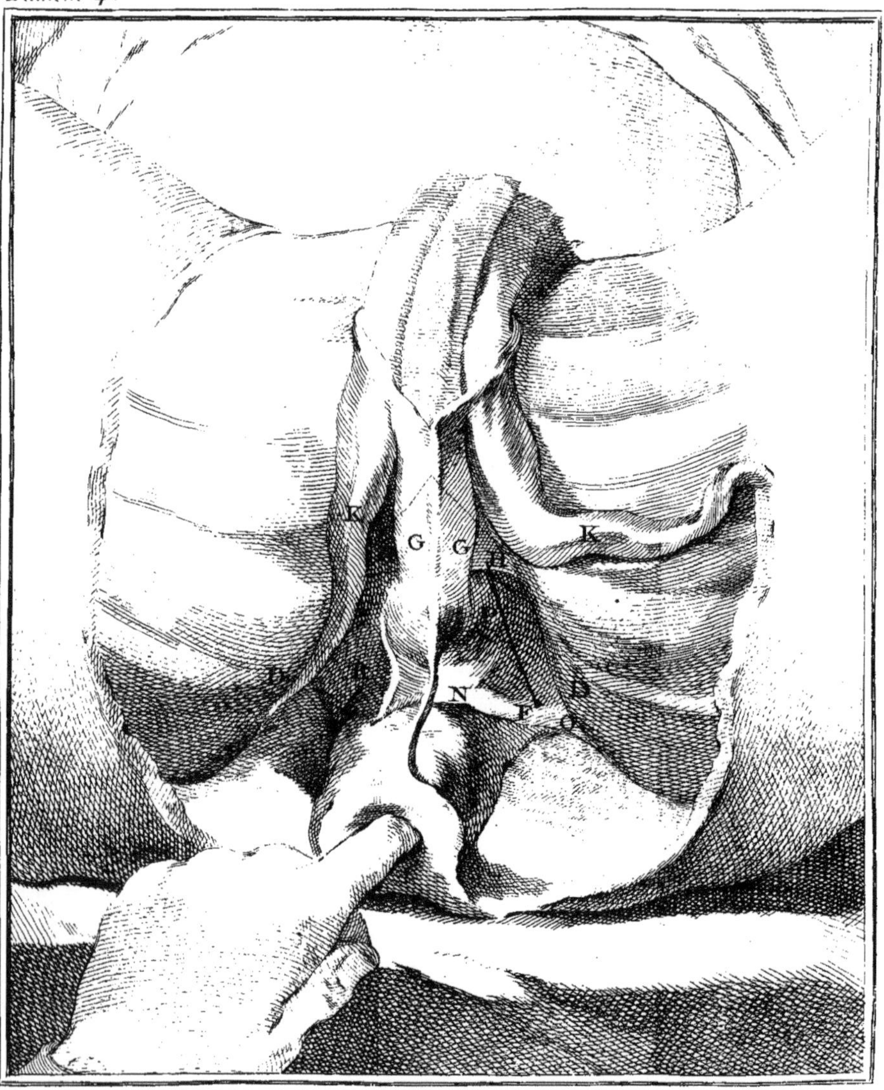

Les Muscles du Perinée d'un sujet de l'âge de 16 à 17 ans.

Q

Planche 5.

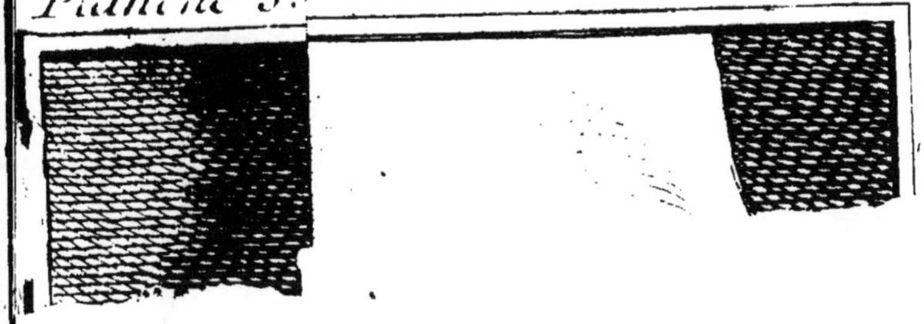

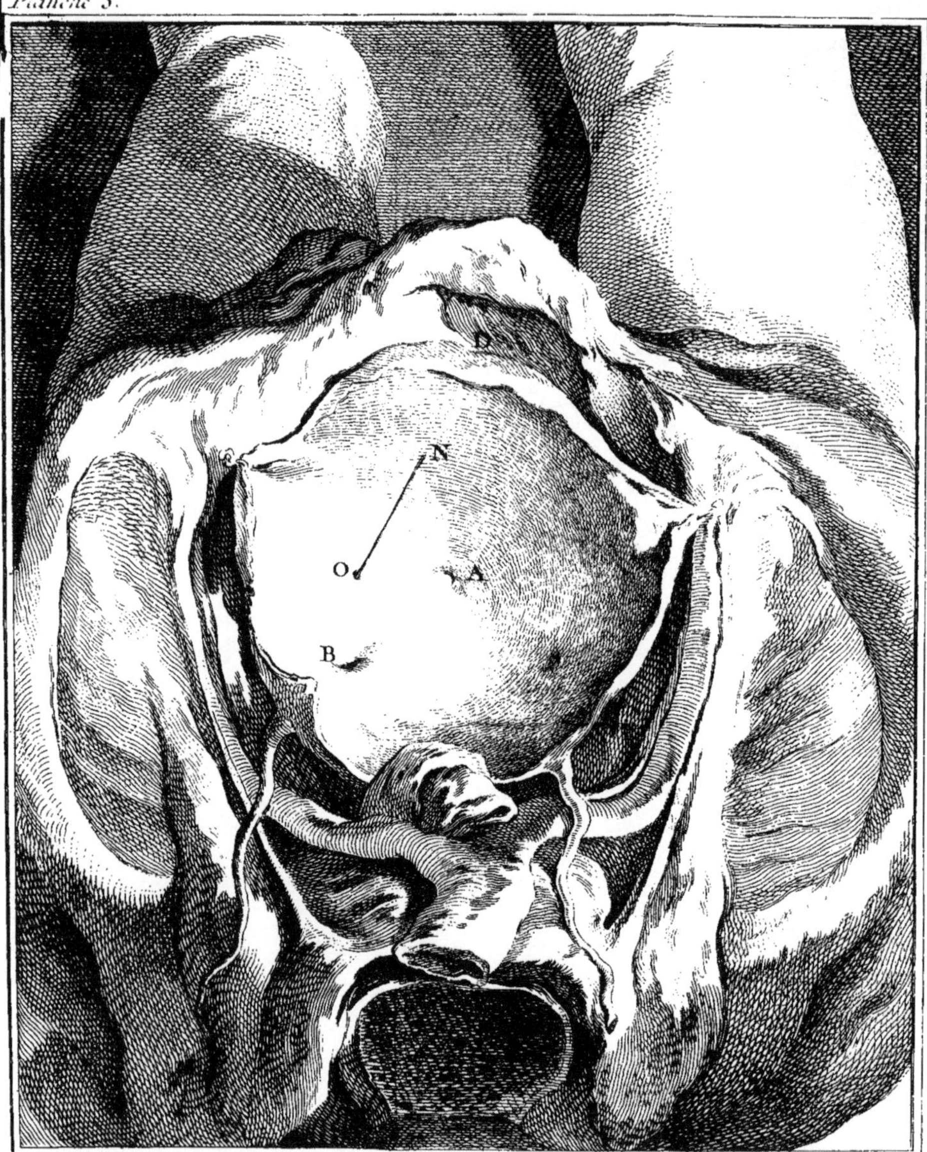

Coupé du bassin qui represente la face interieure de la Vessie ou se [...]

Pl.

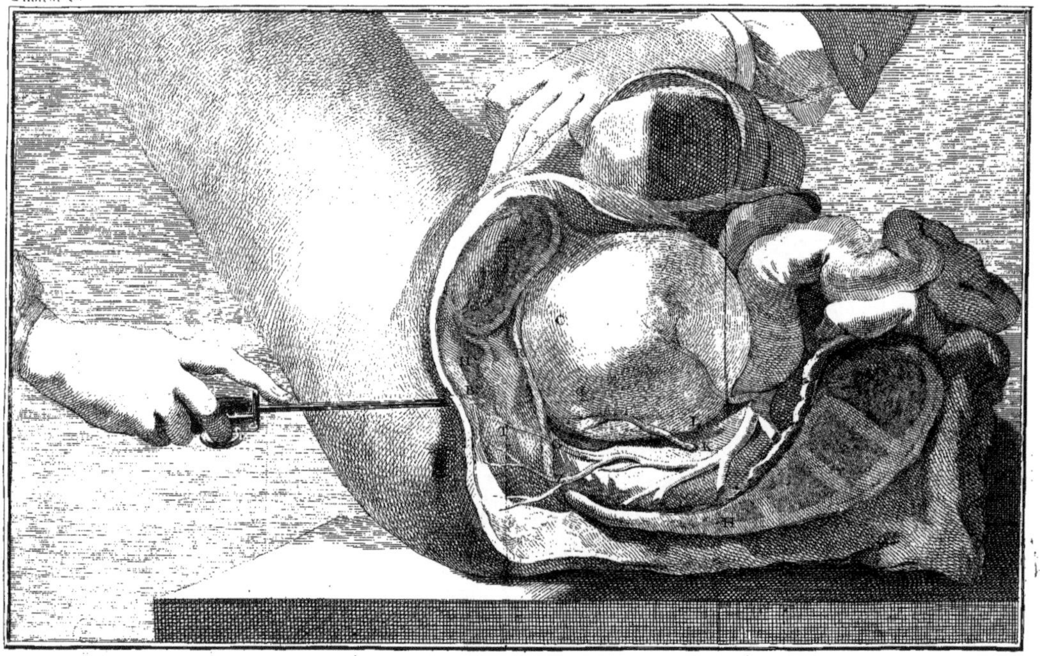

Premiere Coupe latérale de l'hypogastre, qui represente la direction du Trocart.

S

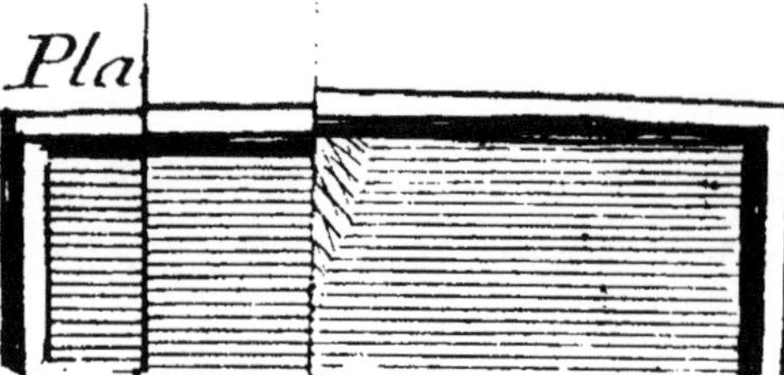

Pla

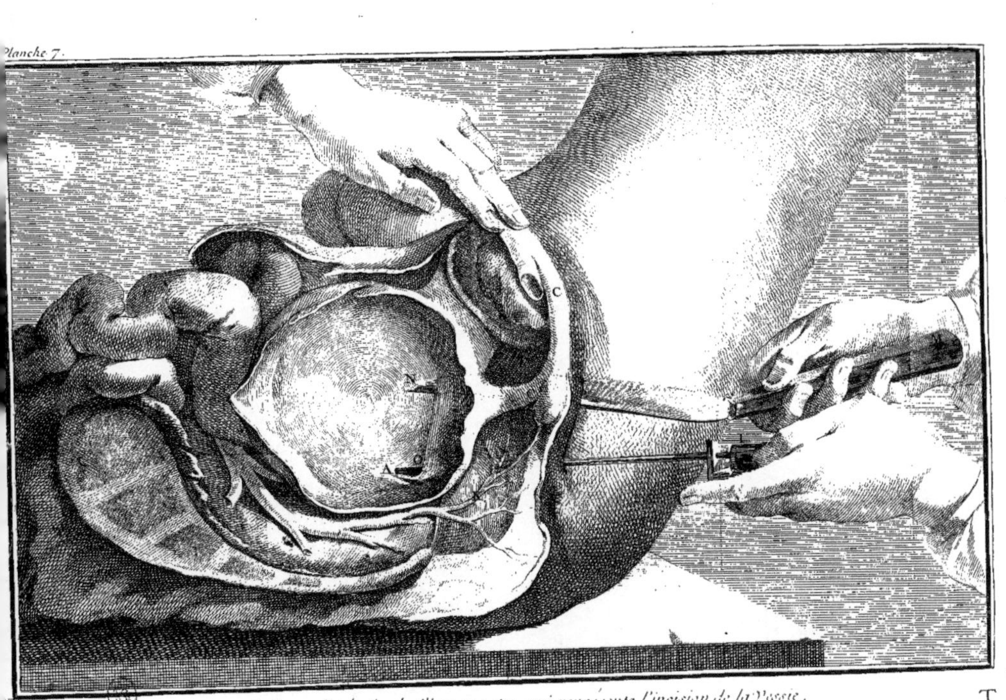

Seconde Coupe latérale de l'hypogastre, qui représente l'incision de la Vessie.

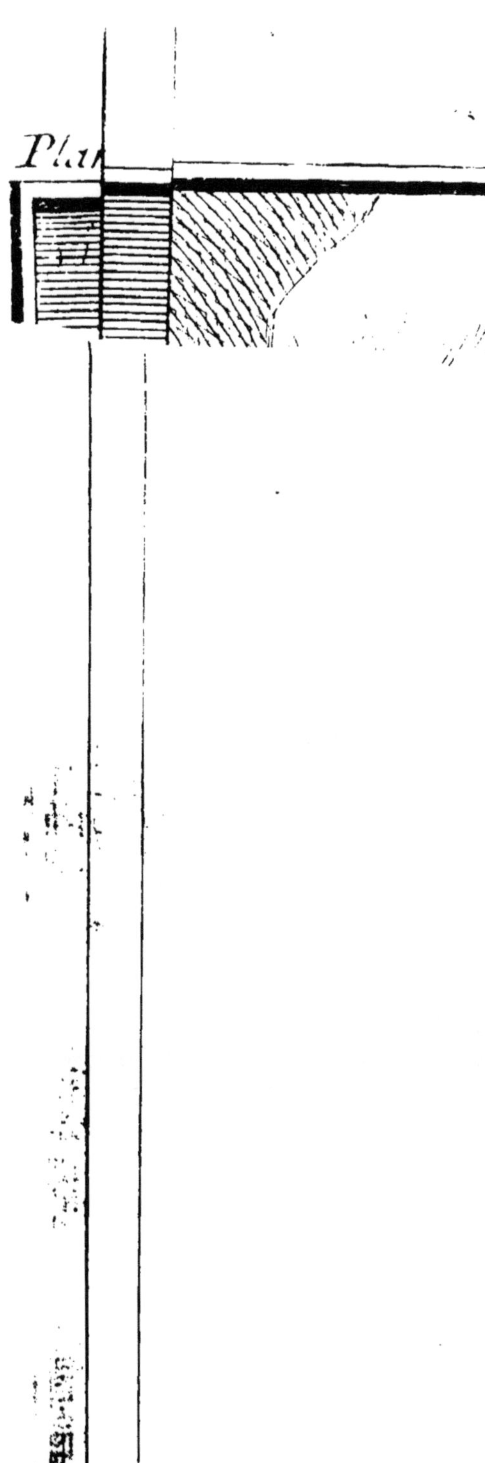

Plan

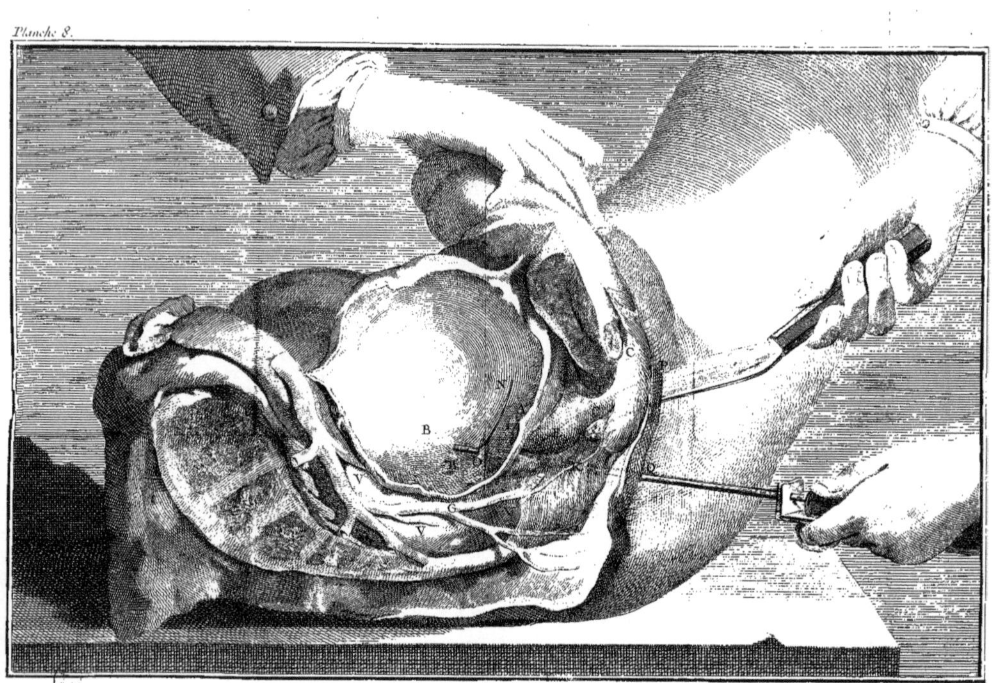

Troisieme Coupe latérale de l'hypogastre, qui représente l'incision des chairs.

www.ingramcontent.com/pod-product-compliance
Ingram Content Group UK Ltd.
Pitfield, Milton Keynes, MK11 3LW, UK
UKHW022100170726
13837UKWH00003B/1024